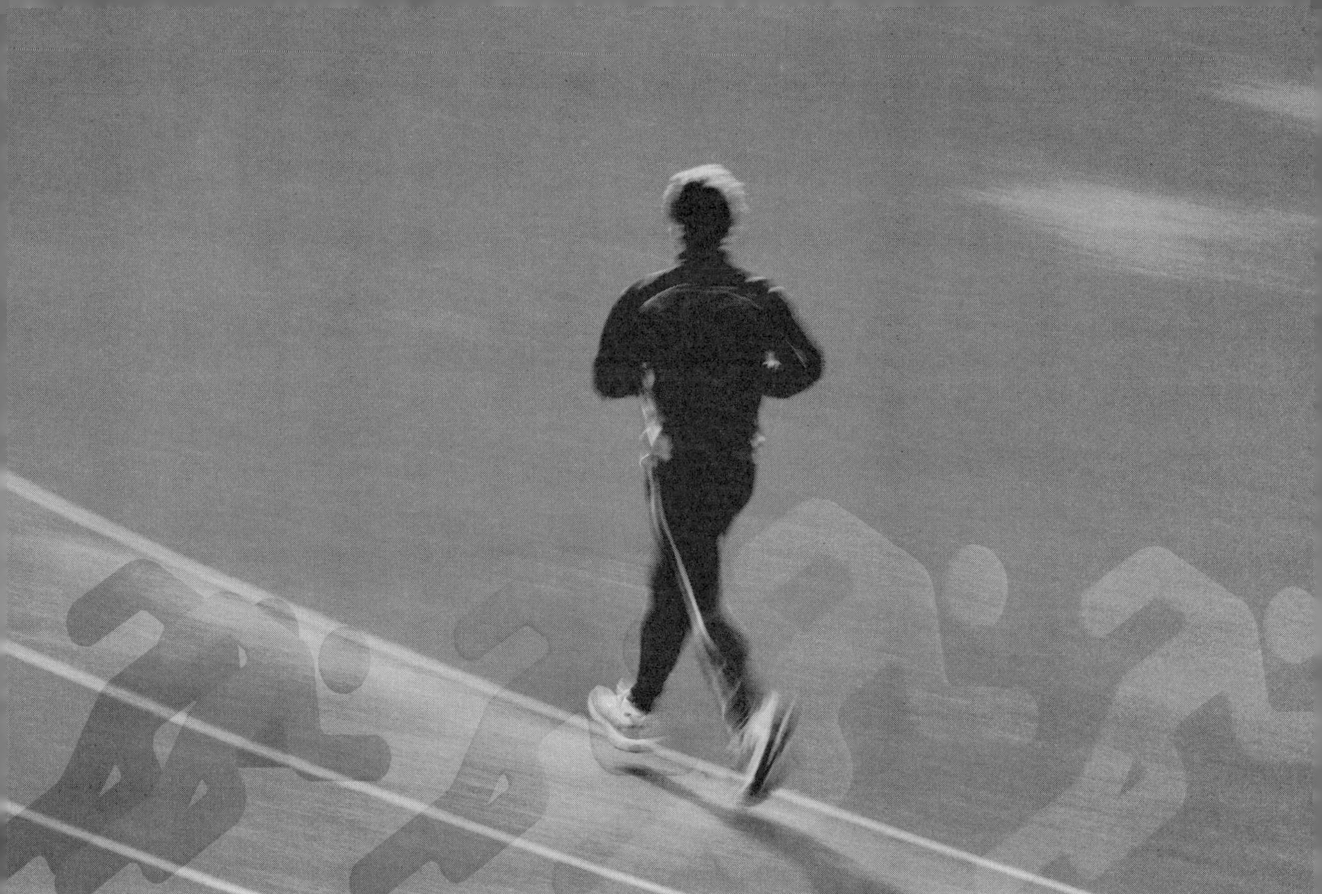

Exercise Prescription and Exercise Rehabilitation

운동처방과 운동재활

저자
한동성 · 강이용

학이당

머리말

이 책은 체력을 유지시키고 증진하기 위한 신체상의 노력이라고 할 수 있다. 운동처방과 운동재활의 다양한 여러 가지 요소를 상세하게 알 수 있게 설명하고 이해 될 수 있도록 한다. 인간은 운동을 하지 않으면 근육과 신경뿐만 아니라 우리 몸의 전체가 기능이 떨어지는 현상이 생길수 있다. 이로 인하여 성인병으로도 이어질 수 있기 때문에 지속적인 운동을 통해서 질병의 악화속도를 늦추고 호전을 기대하게 된다.

운동처방이란 질병을 예방하거나 각종 질환자의 회복을 돕기 위해 과학적인 방법을 통하여 개인의 건강상태와 체력수준에 맞는 운동을 선택한후 규칙적으로 실시하도록 유도하는 활동을 말한다. 병원에서 의사가 처방하는 치료법으로는 약물요법, 이학요법, 영양요법 등이 있다, 그런데 최근 각종 질환의 원인이 운동부족에 있다는 사실이 널리 알려지고 생활체육과 운동문화가 확산됨에 따라 운동처방사가 실시하는 운동요법에 관한 관심도 높아지고 있다.

운동처방의 목적은 체력을 향상시키고, 만성질환위험인자를 줄여 건강을 유지함과 동시에 운동실시 중에 발생할 수 있는 사고를 예방하는 데 있다. 그런데 운동처방은 개인적인 흥미, 건강상의 필요성, 질병 등에 기초하기 때문에 모든 운동프로그램이 모든 사람에게 똑같은 효과를 주는 것은 아니다, 기본적으로는 특정 개인에게 특정 효과를 줄 수 있도록 만드는 것이 운동처방의 목적이라 할 수 있다.

우리는 일상생활에서 늘 크고 작은 상해의 위험에 노출되어 있다. 조기축구회 회원으로 축구애호가인 아빠는 날아오는 볼을 헤딩으로 처리하려다가 다른 선수와 부딪쳐 어깨관절이 탈구되고, 문화센터에서 운영하는 에어로빅 교실에 나가는 엄마는 무리한 동작을 따라 하다가 햄스트링스에 이상이 오고, 모험스포츠 마니아인 맏이는 보드연습을 하다가 넘어지는 바람에 손목골절을 당하고 태권도장에 나가는 막내는 도장 친구들과 장난치다가 손가락이 부러지는 부상을 당할 수 있다. 또한 등산을 좋아하는 할아버지는 눈오는 날 산행을 나섰다가 눈쌓인 낙엽에 미끄러져 다리뼈가 부러지는 큰 부상을 당하고, 매일 아침 공원으로 걷기운동하러 나가시는 할머니는 골목에서 튀어나오는 자전거를 피하려다 넘어져 골반뼈에 금이 갈 수도 있다.

운동재활의 목표는 환자가 빠르게 안정을 취하고, 가능한 최단시간에 기능수준을 최적상태로 회복시키는 데 있다. 즉 상해 또는 질병의 발생 초기에 운동재활을 실시함으로써 합병증을 예방하고, 손상으로 인하여 발생하는 장애에 대해 기능적 재활을 실시하여 가장 빠른 시간 내에 일상생활 내지 스포츠현장에 복귀시키는 것이다.

이 책을 바탕으로 운동처방과 운동재활를 전공하거나 관심을 가지고 있는 분들의 조금이나마 길잡이가 될 수 있기를 바라는 마음입니다. 특히 코로나19 최고 단계인 4단계로 인하여 여러가지 어려움 많은 환경에도 불구하고 이 책이 구성되도록 노력하여 주신 학이당 편집부 직원분들과 사장님께 진심으로 감사드립니다.

2021년 7월 25일

저자일동

차례

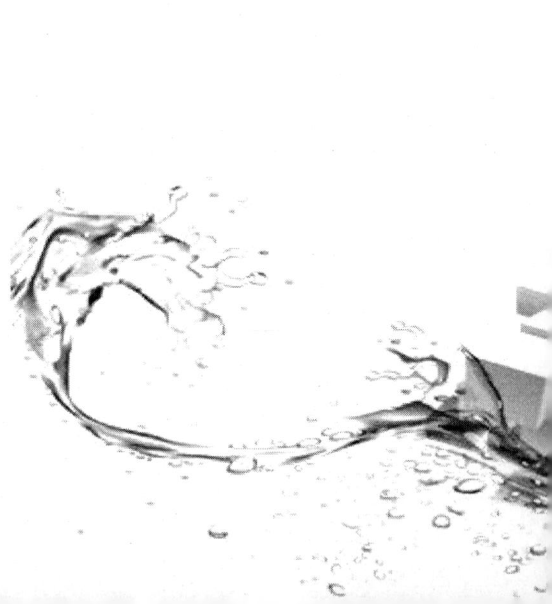

Exercise Prescription and Exercise Rehabilitation

제1장 운동처방과 운동재활의 개요

1. 운동처방
2. 운동재활

제1장 운동처방과 운동재활의 개요

1. 운동처방

1) 운동처방의 필요성 및 목적

인간의 신체는 원래 자연에 적응하면서 살아갈 수 있는 기능을 갖고 이 세상에 태어났다. 그리고 건강은 외부환경의 변화에 능동적으로 대응하는 인체 적응능력에 의하여 유지된다. 이렇게 인간의 건강은 신체의 내부환경을 일정한 상태로 유지하는 생리적 기능인 항상성(Homeostasis)과 외부의 환경변화에 따라 신체의 모든 내부환경을 생존에 적합한 상태로 대처하는적응성(Adaptability)에 의하여 유지되는 것이다. 즉, 인간이 항상성과 적응성을 가지고 있다는 것은 스스로 자신의 삶을 살아갈 수 있는 능력을 갖추고 있는 것이다.

오늘날 현대사회는 과학문명의 발달로 고도화된 산업사회 구조로 발전되면서 인간의 노동력을 기계들이 대신하게 되어 많은 편리함을 제공하고 있다.

여기에서 그치지 않고 일상생활에 이르기까지 인간의 신체를 움직일 필요가 없어질 정도로 모든 부문에 과학문명이 영향을 미치고 있다. 그 결과 인간의 신체는 그만큼 활동성이 적어지고 이로 인해 생리적 기능을 정상적으로 유지시켜 주는 것이 불가능할 정도에까지 이르게 되었다.

루우(Roux)에 의하면

1) 인간의 신체는 사용하지 않으면 약화된다.

2) 너무 무리하여 사용하면 그 기능이 쇠퇴한다.

3) 적당하게 신체활동을 해야 그 기능이 증대 또는 강화된다.

이와 같이 성장 · 발달은 신체에 적절한 자극을 가하였을 때 그 자극에 적응하려는 생체의 노력과정에서 이루어지는 것이며, 환언하면 신체에 적절한 자극이 가해지지 않는다면 이상적인 성장 · 발달은 기대할 수 없다. 즉 생명의 보존을 위한 내 · 외적 환경에 적응하는 자체가 운동이라 보아도 좋을 것이며, 인간에게서 운동을 분리시켰을 때에는 여러가지 문제점이 속출하게 된다. 그리고 이러한 문제점은 현대에 이르러 더욱 심각하게 대두되고 있다.

옛날 우리의 선조들은 신체활동을 통해서 모든 생계수단을 해결하였으므로 별도의 운동을 하지 않더라도 운동부족증을 생각하지 않았다. 그러나 오늘날 현대문명의 발달로 가까운 거리도 자동차를 타고, 계단은 엘리베이터를 이용하는 등 신체활동이 급속히 줄어 들었으며, 생활의 윤택으로 영양가 높은 음식물을 과다하게 섭취하여 오히려 비만현상이 나타나게 되었다. 또한 대기오염, 수질오염, 약물남용 등 인체내부기관은 각종 오염물질에 무방비 상태로 노출되어 있으며, 정보화 시대라고 할 만큼 복잡해진 사회생활로 인하여 각종 스트레스를 안게 되었다.

이런 생활 속에서는 체력저하로 인체가 무기력해지고 피로가 누적될 수 밖에 없으며, 각종 질병에 대한 저항력이 감소되고 의욕이 상실되는 등 건강은 더욱 더 악화되어가는 것이 당연하다 하겠다.

오늘날 현대의학은 고도로 발달하였지만 각종 성인병은 과거보다 더욱 증가되고 있으며, 이로 인한 사망이 전체 사망자의 대부분을 차지하고 있는 것으로 보아 성인병은 의학적 처방이나 약물처방만이 완전한 대책이 아니라는 것을 알 수 있다. 성인병의 특징은 자기도 모르는 사이에 체내에 서서히 진행되고 있으며, 자각증상을 느낄 때에는 이미 상당히 진행된 상태를 말해준다. 또한 이같은 질환으로 일단 사고를 당하게 되면 회복이 어려울 뿐만 아니라 더욱이 갑자기 사고를 당하는 경우도 많고 사망률도 매우 높아 그 예방책이 절실히 요구된다.

건강에 적신호가 나타난 이후에 삶에 대한 본능이 발현되어 최선을 다하는 것을 우리 주변에서 흔히 볼 수 있는데 나의 건강이 나 하나만의 건강이 아니고 온 가족의 건강이며, 사회 전체의 건강이라는 측면에서 생각할 때 너무나 안타까운 현실을 느끼게 된다.

다행히도 성인병은 건전한 생활습관과 적당한 운동으로 65세 이전에는 90% 이상 예방이 가능하며, 성인병을 발병시키는 주된 요인이 운동부족이라는 사실로 볼 때 반드시 운동을 통해서 신체를 단련시키는 시간을 별도로 할애 할 필요가 있다.

신체활동을 통한 개인의 체력향상이 건강유지 · 증진에 가장 밀접한 영향을 끼친다는 사실은 이제 누구나 잘 인식하고 있으며, 자신의 건강과 체력의 유지 · 향상에 있어서 체계적인 운동절차와 과학적인 운동계획 프로그램이 뒤따르는 것은 필수가 된다.

여기에서 바람직한 운동절차는 <표 1-1>에 제시하였으며, 보는 바와 같이 3단계로 구분하여 설명할 수 있다.

〈표 1-1〉 바람직한 운동절차

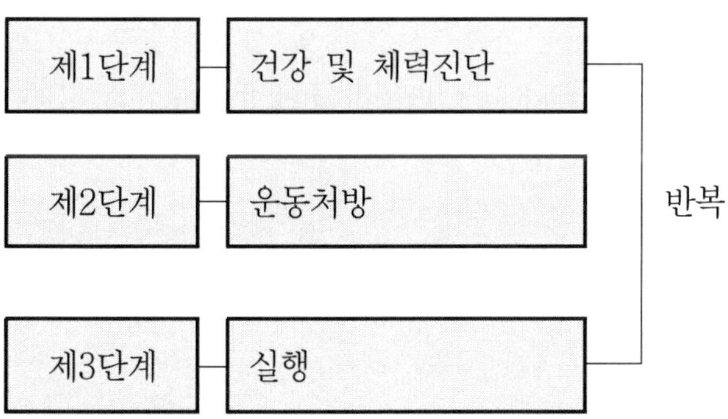

규칙적인 운동을 수행함에 있어서

첫째단계에서는 자신의 건강상태 및 체력적 특성에 대한 정확한 진단과 평가가 이루어져야 하고,

둘째단계에서는 건강 및 체력에 대한 진단과 평가를 기초로 하여 개인의 특성에 알맞는 운동처방이 있어야 하며,

셋째단계에서는 이와 같은 운동처방에 따른 올바른 운동방법으로 철저히 운동을

실행해 나가는데 운동처방의 의의가 있다.

나약해진 신체의 생리기능을 정상으로 유지시켜 주는 정도의 운동량 즉 운동의 질(수단과 방법)과 양(정도, 시간, 빈도)을 운동처방에 의해 유지해야만 한다. 이것은 체력의 특성 수준 및 운동능력을 진단하고 평가하기 위하여 운동을 수행하는 일련의 검사과정을 통한 체계적인 운동절차에 있어서 최우선적으로 선행되어야 할 기본과정이다. 이렇게 운동처방을 통하여 체력의 유지 · 향상을 촉진시키며 건강유지 · 증진을 도모하기 위한 각 개인의 체력과 건강상태를 운동검사에 의한 처방으로 그 목적달성이 가능해진다. 즉, 운동처방의 목적은 각 개개인의 건강체력 향상과 건강유지 · 증진을 위한 목표에 따라서 체력과 건강상태에 알맞게 운동의 종류와 형식을 선택하는데 있다고 하겠다.

2) 운동처방의 원리

어린이, 여성, 중·노년, 장애인, 스포츠선수 등의 실천하는 운동의 종류와 수준은 가지각색이지만, 운동처방의 기본원칙은 다음과 같다.

① 안전해야 한다.
② 효과적이어야 한다.
③ 즐거워야 한다.

특히 안전성의 배려는 매우 중요하다. 운동에 동반되는 사고와 부상·장애를 예방하기 위해서는 운동을 실천하는 사람이 신체인식(자신의 몸에 대해 이해하는 것)을 높여야 하고, 운동 전후에 스트레칭을 하고, 올바른 자세로 운동을 해야 한다. 그리고 그 운동으로 일어날 수 있는 상해에 대한 올바른 인식과 지식을 알고자 노력하는 것이 중요하다.

운동을 지속하지 않으면 효과는 없으므로 일정 기간 무리하지 않고 지속할 수 있는 내용의 처방을 해야 한다. 어떤 운동이든지 과도하고 경기지향적이면 효과가 없고 오히려 위험하므로 '운동을 즐긴다'는 자세를 심어 주는 것도 운동처방에서는 중요하다.

3) 운동처방의 순서

효과적인 운동처방의 목적을 달성하기 위해서는 그 실시방법을 습득하여 안전하고 보다 더 운동의 효율성을 높일 필요가 있다.

다음은 운동처방의 의료검진 및 운동검사 순서와 그 방법의 모형도이다.

〈표 1-2〉 운동처방의 순서(의료검진 및 운동검사) 모형

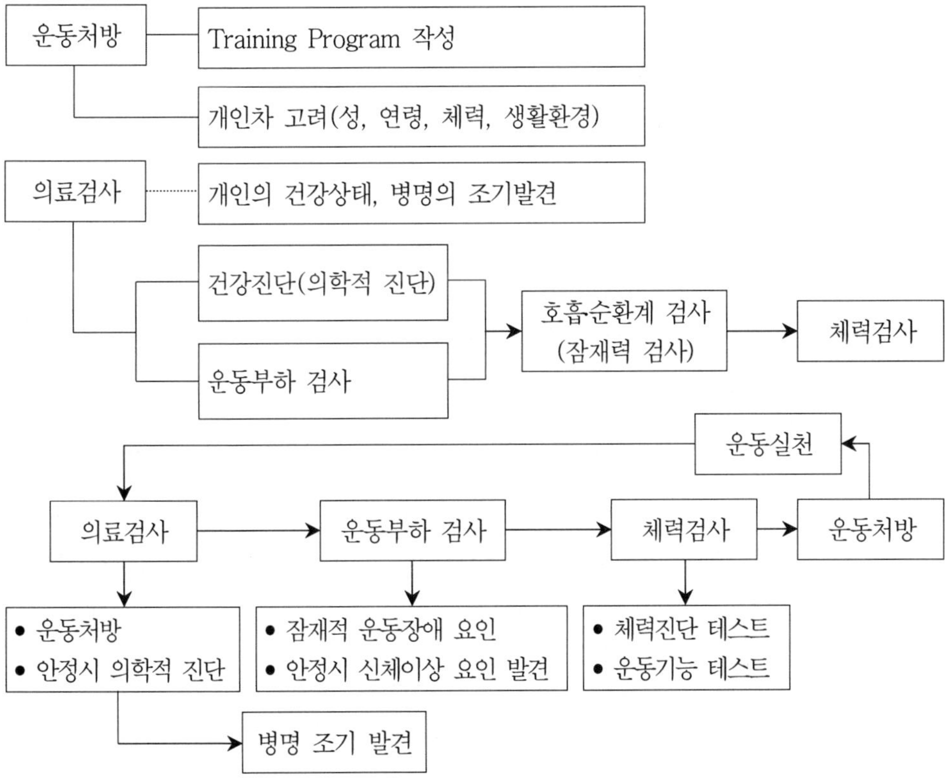

4) 운동처방을 위한 건강진단

건강진단이란 운동수행 중의 위험을 예방하고, 트레이닝 효과를 충분히 발휘하여 올바른 운동처방을 실현하기 위해서 신체 각 장기의 상태를 진단하는 것을 말한다.

건강을 유지 · 증진시키기 위하여 운동처방을 실시하였는데, 오히려 신체장애로 인한 사고가 발생되었다면 우리는 이 문제를 어떻게 생각해야 할까?

우리는 운동을 실시할 때 사고를 예방하기 위해서 의학적 건강진단을 거치지 않을 수 없다.

영어로는 건강진단을 Health check-up이라고 하는데 먼저 의학적으로 운동의 가부를 결정하기 위하여 최소한의 조건을 결정하는 것부터 시작해야만 한다. 즉, 운동의 가부를 건강진단에 의한 의학적인 방법에 의해 결정하고 그 다음에 체력검사를 시행하는 순서를 거치는 것이 원칙이 된다.

건강진단은 지금부터 운동을 시작하려는 사람이나 현재 운동을 실시하고 있는 사람이거나를 막론하고 필히 정기적으로 거쳐야만 하며 이것으로 건강상태를 확인할 수 있다.

건강진단을 정기적으로 받는 의미는 일반적으로 일상생활 중에서 신경을 쓰지 않으면 안되는 잠재성 위험인자를 조기에 발견할 수 있다는 것이며, 이것은 특히 현대인에 있어서 복잡한 생활구조상 매우 중요하다.

미국에서는 건강진단을 할 때, 운동부하 테스트를 실시하는데 잠재성 심신장애자의 발견이 35세 이하에서는 1% 정도인 것에 비하여 그 이상의 연령층에서는 10% 이상을 넘고 있다는 보고가 있다. 이것으로 보아 잠재성 심신장애는 연령과 관련이 있다는 것을 알 수 있다. 따라서 연령이 증가할수록 건강진단은 더욱 더 필요해지며 건강진단을 정기적으로 실시하면 건강에 대한 의식도 새롭게 되고 그 관리면에서 큰 도움을 얻을 수 있다. 다시 말해서 여러가지 질환 즉 운동이 금지되는 질환이 있는 경우에는 필히 사전에 전문의사나 운동처방 전문가와 상담하여 그 지도하에서 운동을 실시해야만 한다.

운동 실시 중에 가슴에 압박감을 느낀다든지, 통증, 어지러움, 구토, 근경직 등 어떤 증상이 하나라도 나타나는 경우에는 즉시 운동을 중지하고 의사의 진단을 받아야만 한다. 참고로 신체자각 증상 및 진단을 다음과 같이 소개한다.

(1) 자각증상 및 진단 (a)

자각 증상	(1) 보행시 심장이 두근거리며 숨이 차다. (2) 다리가 붓는다. (3) 밤에 빈뇨 회수가 많다. (4) 계단을 오를 때 피로를 느끼며 숨이 차다.
자각증상에 대한 진단	관상동맥경화가 염려되므로 섭생을 하면서 관찰해야 한다.

(2) 자각증상 및 진단 (b)

자각 증상	(1) 가슴이 조이는 듯한 느낌이 든다. (2) 가슴을 찌르는 듯한 통증이 있다. (3) 가슴이 부풀어 터질 것 같은 통증이 있다. (4) 식사 후 괴로움을 느낀다. (5) 눈을 떴을 때 괴로움을 느끼고 눈이 다시 감긴다.
자각증상에 대한 진단	관상동맥경화 가능성이 있다. 전문의 진단이 필요하다.

(3) 자각증상 및 진단 (c)

자각 증상	(1) 머리가 자꾸 무거워진다. (2) 자주 두통이 일어난다. (3) 목 뒤가 무거운 느낌이 있다. (4) 어깨가 항상 뻐근하다. (5) 때때로 어지럽다. (6) 걸으면 비틀거리는 증세가 있다. (7) 수족이 떨리는 경련증세가 있다.
자각증상에 대한 진단	고혈압 증상이 있는 사람으로서 전문의 진단이 필요하다.

(4) 자각증상 및 진단 (d)

자각 증상	(1) 수족이 차갑다 (2) 걸으면 다리에 통증을 느낀다. (3) 다리를 절룩거린다. (4) 발가락이 불에 덴 것 같이 붉게 된다.
자각증상에 대한 진단	진단항목 중 3항목 이상에 해당되면 다리의 동맥경화가 계속 진행 중이므로 전문의 진찰이 필요하다.

(5) 자각증상 및 진단 (e)

자각 증상	(1) 건망증이 심하다. (2) 눈이 침침하다. (3) 수족의 활동이 둔해진다. (4) 수족에 힘이 없다. (5) 손의 감각기능이 떨어진다. (6) 물건을 만지면 전기가 오는 것과 같은 자극이 온다.
자각증상에 대한 진단	관상동맥경화가 진행 중이므로 전문의 질찰이 필요하다. 고혈압인 경우에는 속히 진단을 받아야 한다.

(6) 자각증상 및 진단 (f)

자각 증상	(1) 다리가 때때로 붓는다. (2) 소변 상태가 나쁘다. (3) 밤에 3회 이상 화장실에 간다.
자각증상에 대한 진단	진단항목 중 2항목 이상에 해당되면 소변검사가 필요하며 전문의 진찰을 받아야 한다.

2. 운동재활

1) 운동재활의 개념

운동재활(rehabilitation of exercise)이란 단어가 이미 오래 전부터 사용되어 왔지만 재활에 관련되어 있는 사람들 이외에는 매우 생소하게 들릴 것이다. 또한 운동재활이라는 말을 듣기는 하였지만 그 말의 뜻을 올바르게 인식하고 있는 사람은 그리 많지 않은 듯 하다. 그것은 아직도 우리나라에 재활영역의 움직임이 활발하지 못하기 때문으로 볼 수 있다.

우선 운동(exercise)이란 용어를 살펴보면 「동아 새국어사전」(동아출판사: 1993)에는 운동(運動)을 다음과 같이 설명하고 있다.

① 물체가 시간의 경과에 따라 위치를 바꾸는 일.

② 몸을 단련하거나 건강을 보존하기 위하여 몸을 움직이는 일.

③ 어떤 목적을 달성하기 위하여 여러 방면에 적극적으로 활동하는 일.

또한 「운동발달」(정현책 역, 도서출판 보경: 1999)에는 "운동(motor)이라는 용어가 발달(development)이나 학습(learning)이라는 용어와 함께 쓰일 때는 움직임(movement)을 말한다"라고 기록되어 있다. 이렇게 볼 때 운동(運動 : exercise)이란 어떤 경우이든지 움직임이 나타나야 되며, 역으로 움직임 상태가 없다면 그것은 이미 운동이라 할 수 없다.

여기서 운동이란 용어를 알더라도 재활이라는 또다른 용어의 정의를 모른다면 운동재활의 이해가 매우 어려워질 것이다. 따라서 개념적 정리를 필요로 하는 것은 당연한 것이다.

rehabilitation 어원은 habilis(적합한)라고 하는 라틴어가 그 기본으로 "무엇을 하는 용의가 되어 있다"라는 의미를 담고 있으며, 여기에다 re(다시)라는 접두사와 움직이는 뜻의 접미사가 붙어서 "다시 무엇인가를 할 수 있는 사람을 만든다"라는 말이 형성되었다고 한다.

1943년 8월, 미국 국립재활전문위원회(National Council on Rehabilitation)는 재활을 "장애자의 신체적, 정신적, 사회적, 직업적, 경제적 가용능력을 최대한 회복시키는 것"으로 정의하였다(Townsend, 1966).

1975년 10월 제네바에서 열린 WHO의 회의기록에 의하면 장애를 세 가지로 구분하였는데 그것은 신체장애(impairment),능력장애(disability), 사회적 불이익(handicap) 등이다.

신체장애란 신체에 나타난 장애 그 자체를 말하는 것이고, 능력장애는 신체장애에 의해 초래되는 개인의 능력장애를 뜻하며, 사회적 불이익이란 장애자를 받아들이는 사회적 조건을 나타내는 것이다. 이렇게 볼 때 재활이란 부분적인 기능장애가 있는 사람에게 그가 가진 능력을 최대한 개발시켜 가장 정상에 가깝게 생활할 수 있도록 도움을 주는 역동적 과정을 말하는 것이다. 즉, 사회인으로서의 인간으로 복귀를 의미한다.

이 말은 중세 서구사회에서 지위를 박탈당한 사람을 다시 본래의 지위로 복귀시키는 의미로도 사용되었으며, 명예회복 등에도 이 말이 사용되었다고 한다.

우리나라에서는 rehabilitation을 재활(再活)이라 번역하여 사용하고 있으며, 일본에서는 갱생(更生)이라 번역되었는데 요즘은 대개 영어발음을 그대로 하여 "리해빌리테이션"이라는 말을 많이 사용하고 있다.

재활이든 갱생이든 또는 복건이든 단, 두 글자로 rehabilitation을 표현하기에는 좀 부족한 감도 없지 않으며, 이 말이 갖는 뜻을 우리 말로 나타내려면 좀처럼 좋은 말을 찾아내기도 어렵다. 그렇다고 더 좋은 말을 고안해내는 것도 본래의 의미를 상실할 수 있는 문제점이 있을 것 같아 당분간 이대로 재활이란 용어를 사용하는 것이 좋을 것으로 생각된다.

그렇다면 운동재활이란 무엇인가?

신체활동은 항상 상해사고라는 위험성이 있다.

스포츠라는 적극적 운동은 더욱 그러하며, 어느 누구도 이것을 결코 피할 수 없다. 다만 예방작업을 통해 상해빈도를 경감시키고 이미 발생되었다면 손상정도를 최소화시키는 측면을 기대할 뿐이다. 다시 말해서 스포츠현장에서 상해가 발생되었을 때 단순한 처치방법만 가지고 모든 것을 해결한다는 것은 불가능하다는 것이다. 그렇다고 신체상해를 최대한 회복시켜 상해발생 이전으로 가장 가깝게 되돌리는 작업이 그리 간단한 문제만은 아니다. 여기에는 우선 방법론이 대두된다.

두 가지 방법을 놓고 생각해 보자.

첫째는 운동상해를 최대한 회복시키기 위한 각종 재활기법을 사용하는 방법이다.

둘째는 스포츠(기구)놀이라는 움직임을 통하여 신체의 기능장애를 정상적으로 되돌리는 방법이다.

두 가지 모두 효율적인 회복방법임에는 틀림없다.

그리고 본장에서는 전자를 중심으로 하는 내용으로 전개할 것이다.

이렇게 볼 때 운동재활이란 신체적 상해사고를 최대한 조치하고 회복시켜 다시 신체적 움직임으로 복귀시키는 역동적 과정이라 하겠다. 그러므로 운동재활은 항상 기능회복에 중점을 두며, 그 과정은 상해정도에 따라 차이가 있다. 또한 운동재활은 어떤 회복방법이든지 신체적 복귀를 위한 것이라면 무엇이든 포함될 수 있지만 반면에 신체운동을 위한 재활방법이 아니라면 그것은 이미 아무 의미가 없다.

2) 운동재활의 목적

현대는 과거와 달리 신체적 활동을 위한 부분이 중요하게 대두되고 있다.

이에 발맞추어 예전의 엘리트 중심 스포츠 일변도에서 이제는 자신의 건강관리 측면에서 직접 스포츠에 참가하여 신체완성도를 추구하는 면으로 탈바꿈하고 있다.

루우(Roux)에 의하면, ①인간의 신체는 사용하지 않으면 약화되고 ②너무 무리하여 사용하면 그 기능이 쇠퇴하고 ③적당하게 신체활동을 해야 그 기능이 증대 또는 강화된다고 하였다. 이와 같이 인간의 성장·발달은 신체에 적절한 자극을 가했을 때 그 자극에 적응하려는 생체의 노력과정에서 이루어지는 것이다.

생명의 보존을 위한 내·외적 환경에 적응하려는 자체가 운동이라 볼 때 이것의 발현수단인 스포츠는 신체적·정신적·사회적으로 그 가치가 높이 평가되며, 건강이란 용어와도 직결된다. 그러나 이러한 스포츠활동으로 인해 오히려 신체상해가 발생되었다면 우리는 이것을 어떻게 생각해야 할까?

아직도 스포츠 그 자체에만 몰두하는 발상을 한다면 이것은 무엇인가 크게 잘못된 것이다. 앞으로는 스포츠활동 뒤에 야기되는 다른 부수적인 문제점까지도 해결해야 하는 대책을 동시적으로 생각해야만 한다.

그 대책은 많은 것이 논의될 수 있으며 복잡한 방법으로 이어질 수도 있다. 그러나 보다 중요한 점은 운동활동으로의 복귀를 항상 염두에 두어야 한다. 그리고 2차 상해의 재발을 예방하는 측면도 있어야 한다. 2차상해는 운동의 연장선을 단축시키는 가장 위험한 요인이기 때문이다. 따라서 많은 재활방법도 상해정도에 따라 그 차이를 달리해야 하며 다음과 같이 3단계로 구분하여 설명할 수 있다.

첫째 단계에서는 상해상태 및 체력적 · 건강적 특성에 대한 정확한 평가가 있어야 하고,

둘째 단계에서는 상해상태 및 체력 · 건강에 대한 평가를 기초로 하여 개인의 특성에 알맞는 재활방법이 선택되어야 하며,

셋째 단계에서는 선택된 재활방법을 철저하게 실행해 나가는데 운동재활의 의의가 있다.

그리고 항상 운동재활은 선택된 기법의 질(수단과 방법)과 양(정도, 시간, 빈도)을 적절한 처방에 의해 실행되어야만 한다.

이것은 신체의 이상상태를 가능한 완전하게 회복시키는 절차에 있어서 최우선적으로 선행되어야 할 기본과정이다. 또한 운동재활은 모든 관련된 사람의 연합된 책임이며, 프로그램을 설계할 때 그것은 부상자에게 가장 도움이 되는 것으로 기본목적은 부상자에게 필요한 것을 발달시키도록 고려하여야 한다.

그것은 두 가지로 집약된다. 하나는 신체의 전체적인 기능저하 예방이고 또 하나는 회복과정에 도움이 되는 상해부위의 재활이다.

이렇게 재활처방을 통하여 체력의 유지 · 향상을 촉진시키며 건강상태를 유지 · 증진시키기 위한 재활기법의 활용으로 운동재활의 목적달성이 가능해진다. 즉, 운동재활의 목적은 신체의 움직임에 장애가 되는 상태를 회복시켜 다시 신체활동을 할 수 있도록 설계하는데 있다고 하겠다.

3) 운동재활의 범위

(1) 운동재활의 역할

운동재활은 계획적이고 회복적인 운동 프로그램의 수행을 통하여 상해 이전의 체력수준으로 복귀시키고자 하는 것이다. 불행하게도 운동수행시에는 상해의 위험이 항상 도사리고 있다.

부상자가 발생하였을시 계속적인 운동수행이 가능한지 아니면 전문의료치료를 받아야 할 것인지 결정하여 운동기능을 완전하게 회복하는 작업은 매우 중요하며, 완전한 기능을 회복하는데 실패하여 정상 이하의 수준에서 운동수행이 계속 이어진다면 나중에는 영구적인 장애가 나타날 수도 있다. 때문에 부상자는 전체적인 회복기와 재컨디셔닝 기간동안 잘 관찰되어야만 하며, 너무 조급한 결정으로 인하여 미래의 건강을 위험하게 하여서는 안된다.

컨디션 저하 예방은 회복기간 중 신체를 건강하게 유지하는 것이며, 컨디셔닝 프로그램을 설계하는데 강조할 것은 근력, 유연성, 지구력, 그리고 신체의 전체적 협응의 유지이다. 따라서 운동재활 프로그램을 가능한 빨리 시작하여 상해 이전의 상태로 회복시켜야 한다. 물론 그 이전에 컨디션 조절을 위한 프로그램의 개선, 안전관리 등과 함께 응급처치 계획의 조성도 강화되어야만 하며, 이것은 운동수행시 돌발적으로 발생될 수 있는 각종 상해를 예방하고 또한 이미 발생되었다면 그 손상정도를 최소화시키기 위한 과정으로 반드시 필요하다. 이렇게 체력건강을 관리하는 재활과정은 매우 중요한 것이며, 이것은 성공적인 운동수행을 위해서 시즌 전에 충분한 준비를 하고 좋은 컨디션을 유지해야 할 필요가 있는 것과 마찬가지이다.

재활 담당자의 역할은 매우 중요한 부분을 차지하고 있으며, 자신의 책임과 한계뿐만 아니라 다른 관계자들의 책임과 한계도 알아야 한다. 이제 상해예방만으로 임무가 끝났다고 생각하지 말라. 상해발생시의 처치에 대한 이론과 실기도 중요한 시점에 있다는 것을 재삼 확인하고 재활에 대한 충분한 준비를 해야만 한다.

신체상해에 대한 모든 해결책과 응급처치적인 모든 방법을 기대함으써 운동재활의 역할이 구체화 되는 것이다.

(2) 응급요원

운동재활 담당자는 체력건강에 대한 전문가이므로 상해의 인식과 예방 및 처치 그리고 기능회복에 숙련되어 있어야만 한다.

운동재활 담당자는 의료진의 구성원으로서도 매우 중요한 요원이 되며, 다음과 같은 행동으로 의료전문가를 도와줄 수 있다.

○ 적절한 운동방법을 통한 상해예방.
○ 상해의 악화방지를 위한 처리.
○ 신속한 전문의료처리를 받기 전까지의 보호.
○ 재활의학에 관한 정보제공.
○ 의료전문가와 부상자 사이의 가교 역할.

이러한 행위는 운동재활 담당자가 전문의료진과 친숙해짐으로써 더욱 원할하게 수행될 것이다.

(3) 의료진

의료진의 대표자는 전문의사이다.

이 사람만이 부상자를 진단할 자격이 있으며, 부상자의 모든 치료 및 회복을 감독하고 관리하게 된다.

모든 유형의 의사 즉 가정의, 소아과 의사, 정형외과 의사, 발병 전문가 중에서 누가 부상선수를 진단해야 하는가는 상황에 따라서 달라지게 된다. 그러나 모든 의사가 부상선수를 진단할 수 있을지라도 운동상해의 전문지식을 터득한 의사가 부상자에 대한 응급치료에 우선이 되어야 한다. 왜냐하면 운동상해 전문가는 부상자의 특별한 요구사항에 민감하여 가능한 신속하고 안전하게 회복을 도모할 수 있기 때문이다. 또한 물리치료사는 질병이나 부상으로 고통 받는 사람을 회복시키는 건강전문가이며 그들은 환자의 체격, 관절운동, 근육운동의 조정을 분석하는데 숙련되어 있다.

다른 신체적 특징은 개인차에 의한 회복 프로그램에 따라 환자를 관리함으로써 회복도를 촉진시키게 한다. 즉, 여러가지 작업을 통해서 통증을 감소시키고, 부기를 줄이고, 관절치유를 촉진시키는 그들은 다양한 상해를 처리하는데 숙련되어 있으며, 부상자에게 처방해 주는 회복 프로그램은 완전한 회복에 결정적인 역할을 할 수도 있다. 그러므로 운동재활 담당자는 부상자의 회복기간 중에 의료진에게 건강상태 진행에 대한 가치있는 정보를 제공함으로써 회복기간 단축에 도움을 줄 수 있다.

불행히도 의료진이 없을시에는 운동재활 담당자가 부상자를 응급처치함으로써 의료진의 역할을 대행할 수 밖에 없을 것이다.

4) 운동재활치료의 목표설정

운동재활치료를 실시할 때 가장 먼저 해야할 일은 환자를 진단하여 치료목표를 설정하는 계획의 수립이다. 이를 위해서는 환자의 기능적인 문제점을 파악한 다음 운동을 함으로써 발생할 수 있는 결과를 예측하는 작업부터 시작해야 한다. 이러한 평가작업에 이어 환자의 기능을 수복시켜줄 수 있는 운동재활치료법의 종류와 내용을 결정하는 단계가 필요하다.

운동재활치료법의 목표와 종류의 결정에 관여하는 요소는 근력, 근지구력, 심폐지구력, 관절의 가동성과 유연성, 안정성, 신경-근육반응, 협응성과 평형성, 기능적인 요소 등이다. 그런데 이러한 요소들이 종합적으로 향상되도록 하는 것이 운동재활치료의 최대목표이다. 동시에 운동재활치료는 기능적인 장애가 오는 것을 예방하는 측면도 있기 때문에 환자가 가진 취약점을 개선하여 전신건강상태를 호전시킬 수도 있다.

운동은 환자가 일상생활에서 소모하는 에너지보다 더 많은 활동에너지와 스피드를 요구하기 때문에 처음 운동을 시작하는 환자에게는 무리한 운동강도나 속도를 강요해서는 안 된다. 즉 기본체력인 근력, 근지구력, 유연성, 민첩성, 심폐지구력 등이 요소가 향상될 수 있도록 하면서 목표로 하는 근육이나 관절의 기능적인 장애와 질환상태를 호전시켜나가도록 세심하게 관리해야 한다.

대부분의 환자들은 침상안정시간을 보냈기 때문에 일반인보다 기본체력이 떨어진 경우가 많다. 특히 전반적인 기초체력이 저하가 아닌 일부 체력요소의 저하현상이 발생되는 경우도 있으므로 특별한 관리가 요망된다. 예를 들어 초기폐경으로 인해 골다공증을 앓고 있는 환자는 동일 연령의 사람에 비해 유연성과 근력은 감소되어 있지만, 심폐지구력은 정상을 보일 수도 있다. 이러한 경우에 운동목표를 설정하려면 질환의 특성과 함께 체력의 균형적인 발전도 함께 고려하여 처방하여야 한다.

전신적인 운동처방도 근골격계통에 대한 전신스트레치를 환자의 운동처방 프로그램에 첨가시키거나 심폐순환계통에 대한 온몸 유산소운동을 첨가시키는 방법으로 국소적인 치료효과와 함께 온몸의 체력향상에도 도움이 될 수 있도록 운동처방의 목표를 세워야 한다.

5) 운동재활 과정의 경향 및 한계성

(1) 운동재활 과정의 경향

운동재활 분야에서 계속적으로 많은 개선점이 다루어지고 있기 때문에 재활 방법을 한 번에 다 습득할 수도 없고 또 어떤 방법만이 가장 효과적이라고 생각하기도 어렵다. 때문에 오래 전부터 사용되어 온 재활시스템을 이용하는 것이 개선되어지는 방법보다도 더욱 활용하기 편리하다고 확신할 수도 있다.

최신적 재활시스템을 활용하는 것이 보다 좋은 효과를 제공한다는 것을 항상 생각하고 있어야 한다. 최신적인 방법을 습득하려면 현대의 운동상해에 관련된 서적 및 여러가지 문헌을 찾아보면 좋은 정보를 제공받을 수 있다. 그리고 일반적으로 시행되어지는 운동상해와 재활 세미나 및 재교육 프로그램에 적극 참여하여 최신의 재활방법을 계속 습득하고 유지하는 것이 바람직하다.

(2) 한계성의 인식

매우 다양하고 효율적인 재활 방법을 구사할 수 있는 능력이 있을지라도 의사만이 할 수 있는 과정을 함부로 시도해서는 안된다는 말은 재활 담당자의 한계를 명확히 하는 것이다. 즉 재활담당자가 의료인의 자격이 없다면 모든 치료과정은 의료진에게 맡기고 그들의 요구에 도움을 제공하면 된다.

왜냐하면 잘못된 치료행위로 인하여 예기치 못한 다른 상해가 발병되면 더욱 심한 고통이 증가되고 만약에 무책임한 행동으로 인한 문제점이 발생한다면 법적인 문제가 거론될 수도 있기 때문이다.

Exercise Prescription and Exercise Rehabilitation

제2장 호흡과 운동

1. 호흡의 개요
2. 폐의 환기
3. 운동과 산소

제2장 호흡과 운동

1. 호흡의 개요

1) 호흡과정의 구분

호흡(respiration)이란 공기 중의 산소를 흡입하여 각 조직 세포에 보내고, 각 조직 세포에서 대사과정에 의하여 생성된 이산화탄소를 외기 중으로 배출하는 것을 말하며, 폐포와 혈관 사이에서 가스가 교환되는 과정인 외호흡과 전신의 모세혈관과 각 조직의 세포 사이에서 이루어지는 내호흡으로 구분할 수 있다.

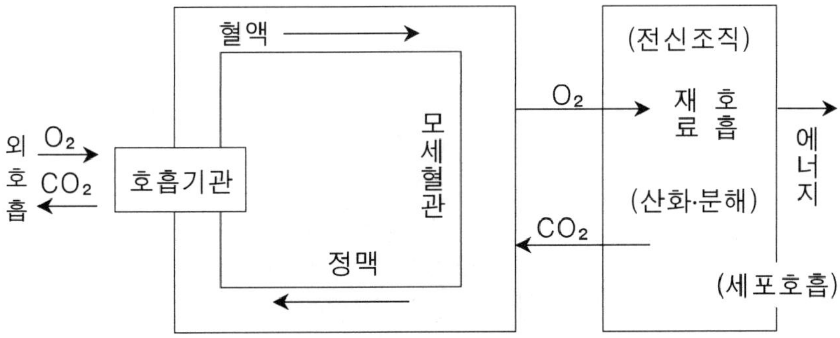

[그림 2-1] 외호흡과 내호흡의 관계

즉 호흡은 공기의 폐장(lung)으로 유입되는 과정, 허파 속의 산소가 폐장에서 혈액

(blood)으로 이동되는 과정에 의한 산소 사용 및 이산화탄소 생성과정, 생성된 이산화탄소의 혈액에 의한 폐장으로의 운반과정, 혈액에서 폐장으로의 이산화탄소의 배출과정, 그리고 폐장에서 공기 중으로의 이산화탄소 배출 등으로 구분하여 관찰할 수 있다.

2) 호흡기계의 구조

호흡기계는 코, 인두, 후두, 기관, 기관지 및 폐로 구성되어 있다.

이 부위는 폐내부에 있는 구조물로 가스교환을 하는 부위인 호흡세기관지와 폐포관 및 폐포는 호흡부라 하고 그 외의 코에서부터 종말세기관지까지는 기도로만 작용하기 때문에 도관부라고 한다.

공기가 코에서부터 기관을 통하여 폐포에 도달하면 폐포에서 비로소 혈액과 접촉이 이루어진다. 한편, 공기가 폐포내로 유입되는 것은 전적으로 압력차에 의하며, 이 압력차는 흉곽의 팽창과 수축에 따른다.

일반적으로 숨쉴 때에는 늑간근, 횡격막의 움직임에 의해서 이루어지고 있다.

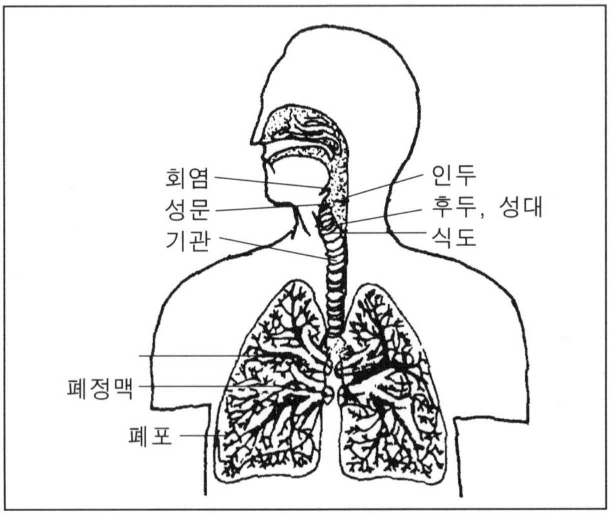

[그림 2-2] 기도 및 폐포의 구조

3) 폐용적(Lung wolumes)

폐환기란 단위시간의 환기량(minute ventilation)을 말하는 것으로, 우선 폐용적 즉 폐의 크기에 의해 영향을 받는다.

폐용적이란 본질적인 면에서 해부학적인 용적을 말하는데 각종 생리적 과정의 변화에 의해서도 영향을 받게 되므로 각종 폐용적의 구분 및 정상치의 정도를 이해하는 것이 필요하다. 폐용적은 다음과 같이 4가지 용적(volume)과 4가지 용량(capacity)으로 구분한다.

(1) 1회 호흡량(tidal volume, TV): 안정 호흡시에 매호흡 주기마다 흡입 혹은 호기하는 공기량.
(2) 흡기 예비량(inspiratory reserve, volume, IRV): 안정시 흡기가 끝난 후 더 들여마실 수 있는 공기량.
(3) 호기 예비량(expiratory reserve volume, ERV): 안정시 호기가 끝난 후 더 내쉴수 있는 공기량.
(4) 잔기량(residual volume, RV): 최대호기가 끝난 후 폐내에 남아 있는 공기량

4) 폐용량(Lung capacity)

두 개 이상의 용적의 합으로 이루어진다.

(1) 흡기용량(inspiratory capacity, IC): 안정시 호기가 끝난 후 최대로 들어 마실 수 있는 공기량(IRY+TV).
(2) 기능적 잔기량(functional residual capacity, FRC): 안정시 호기가 끝난 후 폐내에 남아 있는 공기량(RV+ERV).
(3) 폐활량(vital capacity, VC): 최대흡기에 이어 최대로 호기할 수 있는 공기량(TV+ERV+IRV).
(4) 전폐용량(total lung capacity, TLC): 최대로 흡입하였을 때 폐내의 공기량

(VC+RV).

5) 폐활량(Vital capacity)

흡기시에 평상시보다 훨씬 더 활기차게 하여 최대로 숨을 들여마신 다음에 또 최대한의 힘으로 내뿜을 때 공기의 양을 폐활량이라고 한다.

휴식시 성인의 폐활량은 3,500~4,000cc라고 하지만, 개인에 따라 차이가 많아서 1,400cc부터 6,500cc까지 다양하다.

폐활량의 측정은 폐활량 측정기(spirometer)로 측정한다.

폐활량은 개인에 따라 다르며, 폐활량에 미치는 개인차의 요인은 다음과 같다.

(1) 체격

체격은 폐활량이 미치는 영향 중 가장 중요한 요인이다.

폐활량과 체표면적과는 비례한다.

남자의 경우 ㎡당 ℓ로 표시되는 폐활량은 2.5이고, 여자인 경우 약 2라고 한다.

이 비율은 운동선수인 경우 2.8이다. 예를 들어 남자인 경우 신장이 170cm이고 체중이 70kg일 때 체표면적의 계산표에 의하면 1.8㎡이다. 그러면 이 사람의 폐활량은 1.8×2.5=4.5 즉 약4,500cc라 할 수 있다.

체표면이 체중과 상관관계가 높다는 것은 이미 알고 있는 바이며, 체중에 따른 폐활량을 공식에 따라 보면 다음과 같다.

폐활량 = 체중(g) 0.72/0.69

또 신장(키)에 따른 폐활량 측정치는 다음과 같다.

남자 ; 폐활량(㎖)=신장(cm)×25

여자 ; 폐활량(㎖)=신장(cm)×20

운동선수 ; 폐활량(㎖)=신장(cm)×29

예를 들어 신장이 170cm인 사람의 폐활량 측정치는 170×25=4,250cc이다.

즉, 남자는 cm로 표시된 신장에다 25를 곱해주고, 여자는 20, 운동선수는 29를 곱해주면 폐활량을 추정할 수 있다.

(2) 자세

폐활량은 서 있을 때가 누워 있을 때보다는 200~500cc 가량 많다.

그 이유는 명확하지 않으나 서 있으면 숨을 들여마실 때 횡격막 작용에 지구인력이 영향을 미치는 것이 아닌가 생각된다. 이러한 차이는 정상적인 사람에게는 크게 영향이 없지만, 질병으로 인해 폐활량이 상당한 정도로 떨어지게 되는 것은 주목할만한 사실이다. 자세에 따른 폐활량의 차이를 수식으로 나타낸 것을 보면 다음과 같다.

누워있을 때 폐활량×1.075=앉아 있을 때의 폐활량, 예를 들어 누워 있을 때의 폐활량이 4,000이라면 앉아있을 때는 4,000×1.075= 4,300cc가 된다.

(3) 연령

이미 말한 바와 같이 폐활량은 체중, 신장, 체표면과 관계가 있다. 즉, 폐활량은 인체의 성장발달과 관계가 있고, 연령에 따른 성장과 발달에 비례해서 폐활량도 커진다. 폐활량이 커지는 시기는 대략 6세부터 18세인데 이 시기는 생후 1년 동안을 제외하고 신장(키)과 체중(몸무게)이 제일 많이 증가되는 시기이다<표 2-1>.

〈표 2-1〉 연령과 폐활량

	연령	피검자	평균연령	폐활량(ℓ)
남자	20~29	10	25.4	4.07
	30~39	10	33.9	3.99
	40~49	10	45.9	3.67
	50~59	10	53.0	3.65
	62~71	8	66.1	3.35
여자	16~19	10	17.5	3.04
	20~29	10	27.5	2.84
	30~39	10	34.5	2.81
	40~49	10	46.5	2.52
	60~79	6	68.5	1.53

6) 심폐의 질환

심장에 이상이 있으면 폐활량은 약 40% 가량 감소한다.

심장의 상태와 폐활량은 밀접한 관계가 있어서 심장질환으로부터 회복이 되면 폐활량은 다시 정상의 약 95%로 된다.

그러므로 심장질환의 진행상태를 알아보는데 폐활량의 측정은 좋은 방법이 된다.

폐결핵을 앓던 사람이 증세가 점점 호전되면 폐활량도 동시에 증가되는 것을 흔히 볼 수 있다.

7) 운동

최대의 생리적 기능을 발휘해야 하는 운동을 장시간 행하면 폐활량이 증가된다는 것은 이미 알려진 바이지만, 계속적인 훈련계획을 세워 운동을 하면 틀림없이 폐활량에 영향을 미친다는 것은 확실하지 않다.

여자의 평균 폐활량보다는 남자의 평균이 높고 보통 사람보다는 운동선수의 평균이 높은데 이 사실은 운동으로 인한 것인지 체중이나 체표면적 때문인지 역시 분명하지 않다.

폐활량과 숨 멈추기 시간과의 관계는 그리 크지 않다.

폐활량이 제일 컸던 어떤 사람의 숨 멈추기 시간은 55~60초였는데 비해 폐활량이 가장 적었던 사람의 숨멈추기 시간은 74초였으며, 보통 정도의 폐활량을 가진 사람의 경우 128초였다. 또한 마라톤선수의 경우도 폐활량과 기록과의 관계는 없었다.

그러므로 폐활량을 기초체력이나 심폐기능의 지수로 사용하기는 어렵다.

2. 폐의 환기

1) 폐환기

폐에 공기가 들어갔다 나왔다 하는 것을 폐환기라 하며 일분간 폐에 의하여 환기되는 공기의 양을 분당 환기량이라 한다.

분당 환기량=1회 호흡량×호흡수

VE(ℓ/min)=TV(ℓ/회)×f(회/min)

1회 호흡량이 0.5ℓ이고 분당 16회 호흡한다면 분당 환기량은 8ℓ/min가 된다.

운동하는 동안은 지구성 능력이 우수한 운동선수의 경우 분당 환기량이 180ℓ까지 높이 증가한다. 운동 전, 중, 후의 환기량의 변화는 [그림 2-3]과 같으며, 운동 시작 전에는 환기량이 조금 증가하는데 이를 예비증가라 말한다.

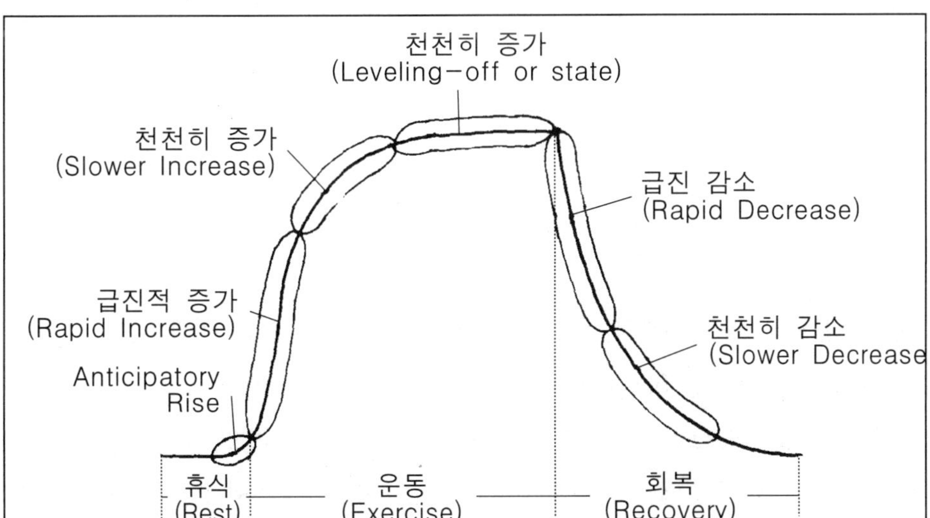

[그림 2-3] 운동과 환기량의 변화

[그림 2-3]을 보면 운동 전에는 운동에 대한 예측으로 환기량이 증가한다.

운동 중에는 일정한 상태(steady atate)에 도달할 때까지 환기량이 크게 증가하고 운동이 끝난 후에는 환기량이 감소한다(처음에는 급격히 감소하나 이후에 천천히 지속적으로 감소한다).

이것은 연속되는 운동의 예상결과로 나타나며, 운동을 시작할 때 환기량이 갑작스레 증가한다.

2) 폐포환기(Alveolar ventilation)

호흡은 기체교환이 실제로 일어나는 폐포에서의 환기(ventilation)가 중요한 의의를 갖는다.

일반적으로 환기라 함은 호흡사강(respiratory dead space)을 포함하게 되는데 호흡사강에서는 기체교환이 일어나지 못하므로 실제 기체교환이 가능한 폐포환기(alveolar ventilation)가 중요시 된다.

폐포환기량은 폐환기량에서 호흡사강 용적을 뺀 것이 되는데 일반적으로 성인에서의 호흡사강 용적은 150mℓ 정도이다.

* 호흡사강 (Respiratory dead space)
기도나 큰 기관지 등에 머물러 있기만 하는 기체량
폐포환기량(ℓ/min)=(1회 호흡량-호흡사강)×호흡수

폐환기량과 폐포환기량과의 상호관계는 <표 4-2>에서 보는 바와 같이 정상시의 호흡상태인 1회 호흡량 500mℓ에 매분 호흡수 16회인 경우에는 매분 폐환기량이 8ℓ인데 이때 실질적으로 가스 교환에 참여할 수 이는 폐환기량은 5.6ℓ밖에 되지 않는다. 그러나, 1회 호흡량을 1000mℓ로 하고 매분 호흡수를 8회로 줄여 매분 폐환기량을 전자와 동일하게 8ℓ로 환기했을 경우에 실질적인 폐환기량은 6.8ℓ가 되므로 1.2ℓ나 더 유효한 호흡을 하고 있음을 알 수 있다.

〈표 2-2〉 폐환기량과 폐포환기량의 비교

	1회 호흡량 (㎖/회)	환기량 (㎖/분)	호흡수 (회/분)	호흡사강 (㎗/분)	폐포환기량 (㎗/분)
1	150	8,000	53	150×53=8,000	0
2	250	8,000	32	150×32=4,800	3,200
3	500	8,000	16	150×16=2,400	5,600
4	1,000	8,000	8	150×8=1,200	6,800

이상의 결과만으로 1회 호흡량의 증가가 동일한 폐환기량의 조건에서 폐포환기량을 증가시키므로 유리한 조건이기는 하나, 1회 호흡량을 증가하는데는 보다 많은 에너지가 필요하므로 종합적인 호흡의 효율로 보아 반드시 유리한 것은 아니다.

그러므로 운동시와 같이 폐포환기량의 현저한 증가가 요구될 때에는 1회 호흡량과 호흡수의 증가를 어떻게 조절하는가는 중요한 문제가 된다.

3) 가스교환

산소와 이산화탄소는 폐포 모세혈관막을 확산에 의하여 통과된다.

이때 폐포막을 통과하는 가스의 용적은 폐확산용적(diffusing capacity of the lung)으로 나타낸다. 즉, 폐확산용량은 폐포막 양측의 분압의 차 1mmHg에 대해 1분간에 통과한 가스량으로 나타낸다.

$$DO_2 = \frac{\text{산소소비량(매분)}}{\text{평균폐포산소분압} - \text{평균폐모세혈관산소분압}}$$

안정시 DO_2 = 20−30㎖O_2/min/mm

최대운동시 DO_2 = 63−68㎖O_2/min/mm

한편 지구성운동의 선수에서 비선수 보다 폐 확산용적이 크며 남자가 여자에 비하여 크다[그림 2-4].

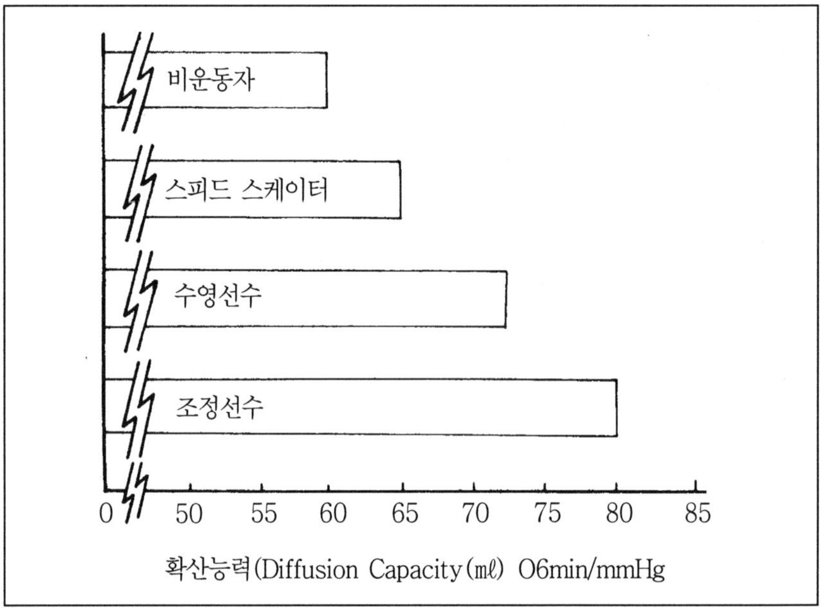

[그림 2-4] **최대운동시의 폐포-모세혈관막에서의 확산능력은 비운동선수보다 운동선수**(특히 지구력 경기종목 선수)**가 더 크다**(1969년 Magel과 Lange-Anderson,1971 Maksud와 공동 연구자 Reuschlein과 공동 연구자에 의해 제공됨).

3. 운동과 산소

활동근에 있어서 에너지원이 되는 물질이 화학적 변화의 과정을 거치지만, 최종적으로는 산화반응이 일어나는 것은 틀림없는 사실이다.

O_2는 인체에서의 호흡에 의해 혈액으로 들어가므로 단체의 O_2섭취가 충분하지 않으면 무산소 중의 근수축 실험과 같이 대근활동은 오래 지속될 수 없다. 그러므로 필요한 O_2를 조절한다는 것은 인체의 운동에 대해서 결정적인 의미를 갖고 있는 것이다.

1) 산소부채

산소공급이 가능한 한계 이상으로 다량의 산소공급을 필요로 하는 과격한 근운동을 하면 산소부채(O_2 debt)를 지게 되며, 이 산소부채는 운동 후에 갚아주게 된다.

단거리나 중거리 경주에서와 같이 과격한 운동을 단시간에 끝내는 경우에는 산소부채가 많아지게 되나, 장거리 마라톤 주자의 경우에는 적은 양의 산소부채를 지므로 운동 중에 직접 산소를 섭취하여 운동을 행한다. 운동강도와 산소부채와의 관계는 [그림 2-5]와 같다. 이때 산소부채를 지게 되며 일정한 시간이 경과한 후에 다시 정상상태에 도달하게 되는데, 정상상태란 산소소비량과 산소섭취량이 같은 상태를 말한다.

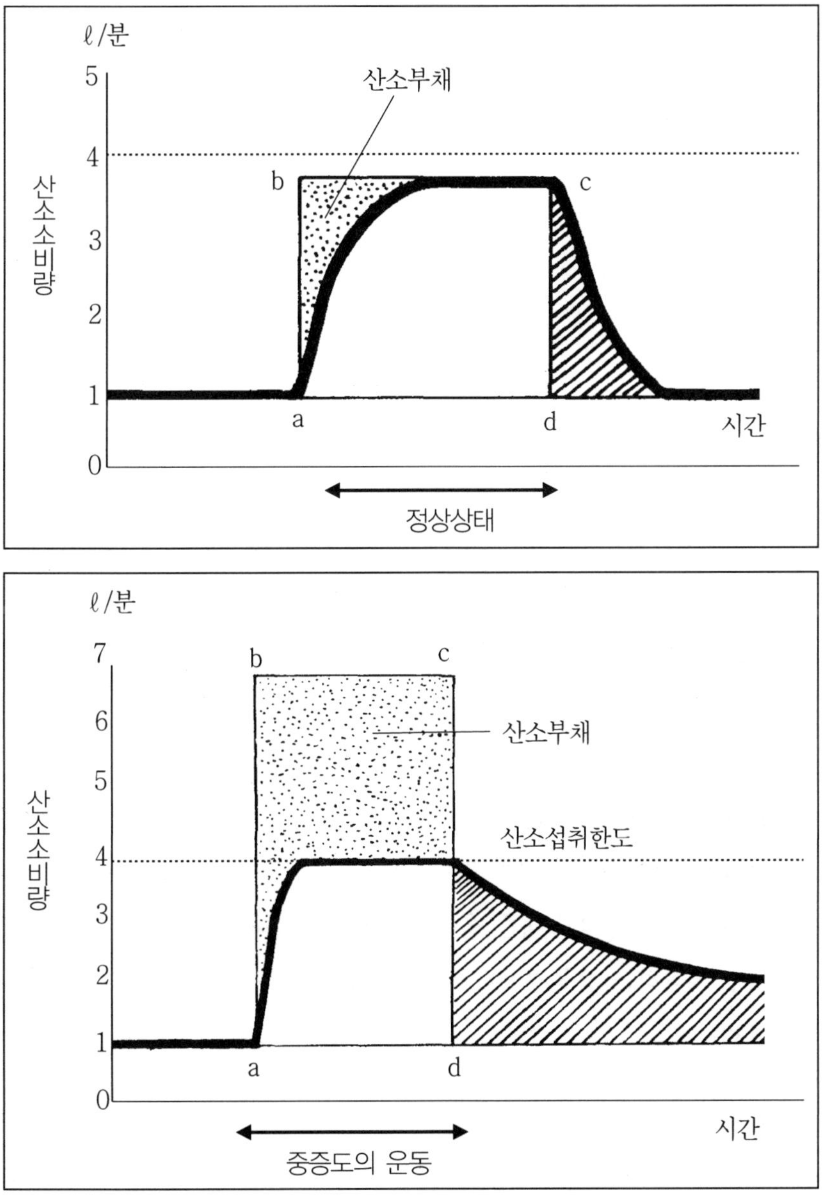

[그림 2-5] 산소부채와 그의 반환

2) 최대산소섭취량과 최대산소소비량

운동 중 산소섭취량의 최대값을 최대산소섭취량(maximum oxyen consumption)이라고 하며, 신체가 견딜 수 있는 산소부채의 최대 한계값을 최대산소부채량(maximum oxgen)이라 한다.

최대산소섭취량과 최대산소부채량이 운동능력에 미치는 영향은 다음 계산으로 쉽게 설명할 수 있다. 즉 A, B 두 선수가 다음과 같은 능력을 가지고 있다고 하자.

	최대산소부채량(ℓ)	최대산소섭취량(ℓ /min)
A	13	3
B	9	5

이 두 선수가 1분간 전력으로 뛰었을 경우

A는 (3×1)+13=16 ℓ

B는 (5×1)+9=14 ℓ의 산소를 사용할 수 있다.

그러므로 A는 B보다 더 많은 산소를 사용할 수 있으므로 더많은 에너지를 낼 수 있고, 더 빨리 뛸 수 있다.

그러나 두 선수가 5분간 계속 뛰었을 경우

A는 (3×15)+13=58 ℓ

B는 (5×15)+9=84 ℓ의 산소를 사용할 수 있다.

그러므로 반대로 B가 A보다 빨리 뛸수 있다.

이와 같은 결과 단시간에 끝내는 운동경기에서는 최대산소 부채량이 많을수록 유리하고, 장시간 지속하는 운동경기에서는 최대산소섭취량이 많은 편이 유리함을 의미하는 것이다.

3) 운동 시의 호흡

안정 시 성인의 호흡수는 15~20회/분이지만, 운동을 시작하면 금세 호흡수가 증가하여 1분간60회/분에 달하는 경우도 있다. 호흡수는 호흡량에 거의 비례하여 증가한다. 호흡의 수와 동시에 호흡의 깊이도 증대하여 1회 호흡량이 2000ml가 되기도 한다. 이 경우에는 분당호흡량도 증가한다. 호흡량은 누워서 천장을 바라보는 자세에서 많다.

4) 세컨드 윈드(Second wind)

과격한 운동을 행할 경우, 얼마 후 호흡곤란과 전신피로감을 느끼며 운동을 중지하고 싶은 욕구를 느끼게 된다. 이 지점을 사점(dead point)이라 한다. 그러나, 이 시간을 넘기면 속히 호흡이 좋아지고 그 이후 훨씬 가볍게 운동을 지속할 수 있게 되는데, 이 상태를 세컨드 윈드(second wind)라 하고 그 기전을 다음과 같이 설명하고 있다.

운동을 시작하면 내장혈관이 수축하므로 신장으로의 혈액 공급이 제한되어 운동에 의하여 생기는 젖산(lactic acid)이 체내에 축적되고 이로 인하여 산성화되어 호흡곤란이 초래된다. 이때, 발한(sweat)은 신장기능을 대신하여 혈액내 축적된 젖산을 일시에 체외로 배설하여 주게 되어 혈액내에 젖산농도가 감소되고 호흡곤란의 자극을 제거하므로 호흡은 순조로와지고 세컨드 윈드 상태로 들어가게 된다. 그러므로 세컨드 윈드는 발한이 시작되면서 나타남을 알 수 있다.

실제 사점이 나타는 시간은 운동의 강도에 따라 다르며, 또 개인차가 있으나 일반적으로는 <표 2-3>에서 보는 바와 같다.

〈표 2-3〉 호흡곤란이 나타나기까지의 시간

질주거리(m)	평균속도(m/sec)	사점까지의 거리(m)	사점까지의 시간(sec)
400	7.0	250	30
800	6.9	550	80
1,500	6.3	1,150	180
3,000	5.3	2,000	380
5,000	5.3	2,000	380
10,000	5.3	2,000	380

제3장 근 · 골격계의 운동기능

1. 근육의 기능에 따른 분류
2. 골격의 분류
3. 근 · 골격계의 구조 및 운동기능

제3장 근 · 골격계의 운동기능

1. 근육의 기능에 따른 분류

1) 근육의 종류와 기능

근육은 형태와 기능에 따라 세 가지로 분류할 수 있는데 의지에 따라 수축하고 횡문을 나타내며 주로 골격근을 이루고 있는 수의근(횡문근, 골격근), 의지와는 관계없이 독립적으로 수축하고 횡문이 없는 불수의근(평활근), 의지와 관계없이 자율적, 주기적으로 수축하는 심근으로 구분한다.

(1) 골격근

근육은 능동적 운동기관이며 골격은 수동적 운동기관이다.

이는 근육이 수축함으로써 뼈와 뼈를 서로 접근시킨 결과로 운동이 이루어지기 때문이며, 근육 자체는 어떤 운동을 하더라도 오직 수축만 할 뿐이며 실제로 작업을 담당하는 것은 관절이다.

인간이 여러가지 운동동작을 수행할 수 있는 것은 기본적으로 신경, 근육, 골격의 체계가 복잡하고 섬세하기 때문이다.

신경계는 근육수축을 통제하여 자극을 전달함으로써 근육을 움직이게 하고 이것은 다시 근육이 부착된 뼈의 움직임을 유발시켜 동작이 발생하는 것이므로 골격근은 동작의 핵심적 요소이다.

(2) 평활근

평활근은 심장을 제외한 채강내 모든 장기의 벽을 형성하고 있는 근육이며 내장근이라고도 한다.

자율신경의 지배를 받는 불수의근이며 골격근과 달리 오랜 수축상태를 유지할 수 있는데 내장근의 기능은 건강상태와 매우 밀접한 관계를 갖는다.

(3) 심장근

심장근은 순환계통의 원동력으로 끊임없는 펌프작용을 통해 혈액을 동맥으로 박출하고 정맥으로 흡입하는 기관인 심장의 벽을 형성하는 매우 지구력이 강한 근육이며, 성인의 경우에는 하루에 100,000회 이상이나 규칙적 수축을 하는데 이것은 분당 72회의 박동이다.

다음은 심장근의 일반적인 특징이다.

① 심장근은 불수의 근으로 되어 있다.
② 합포체로 되어 있는 심장근은 인접한 섬유들과 접합하거나 긴 가지를 형성하고 있다.
③ 골격근과 같이 액틴 필라멘트(actin filament)와 마이오신 필라멘트(myosin filament)가 있다.
④ 내장근과 같이 리드미컬(rhythmical)한 수축이 평생 지속된다.
⑤ 신경자극을 받으면서도 완전히 신경자극에 의한 운동이 이루어지는 것은 아니다.
⑥ 심장근이 일단 수축하면 절대 거부기간 동안에 다른 추가 자극을 거부한다.
⑦ 심장근은 다른 근육보다도 더 많은 산소가 필요하다.

2) 골격근의 형태

근 수축에는 네 가지 기본형태가 있으며, 이러한 수축형태는 운동동작시에 다양하게 사용된다.

(1) 등장성 수축(줄어드는 수축)

근수축의 가장 보편적인 것이며 장력이 발생됨에 따라 근육의 길이가 짧아진다. 동적 근수축이라고 한다.

모든 들어올리는 동작이 적용된다.

(2) 등척성 수축(정지된 수축)

근육의 길이에는 변화가 없지만 근육에는 장력이 발생된다. 정적 근수축이라고 한다.

고정된 물체를 밀거나 끌 때 발생한다.

(3) 이심성 수축(늘어나는 수축)

등장성 수축의 정반대 현상으로 장력이 발생되면 근의 길이가 늘어난다.

언덕 아래로 달릴 때 발생한다.

(4) 등속성, 등저항성 수축(같은 속도로 줄어드는 수축)

등속성 수축은 동작의 전 범위에 걸쳐 일정한 속력에 의한 최대의 근수축을 하는 것을 말한다.

전신의 동시적 동작 때에 적용된다.

2. 골격의 분류

1) 골격의 분류

인체내부에는 모두 206개의 뼈(bone)가 연결되어 골격계를 이루고 있는데 이것을 두개골의 골격, 체간의 골격, 사지의 골격으로 대별할 수 있다. 다음은 골격계의 분류이다.

(1) 두개골의 골격(뇌두개+안면골)=8+15=23개

① 뇌두개:		② 안면골:	
	후두골 : 1개		하비갑개 : 2개
	접형골 : 1개		누골 : 2개
	측두골 : 2개		비골 : 2개
	두정골 : 2개		서골 : 1개
	전두골 : 1개		관골 : 2개
	사골 : 1개		구개골 : 2개
			상악골 : 2개
			하악골 : 1개
			설골 : 1개
	합계 : 8개		**합계 : 15개**

(2) 체간의 골격(척추+흉곽):32+25=57개

① 척추의 골격		② 흉곽:	
	경추 : 7개(C_1~C_7)		늑골 : 24개(12)쌍
	흉추 : 12개(T_1~T_{12})		흉골 : 1개
	요추 : 5개(L_1~L_5)		
	선추 : 5개(S_1~S_5)		
	미추 : 3~5개(Co_1~Co_5)		
	합계 : 32개~34개		**합계 : 25개**

(3) 사지의 골격(상지+하지) : 64+62 = 126개

① 상지골	상지대골	쇄골 : 2개	
		견갑골 : 2개	
	자유상지골	상완 : 상완골 : 2개	
		전완	척골 : 2개
			요골 : 2개
		수골	수근골 : 16개
			중수골 : 10개
			지골 : 28개
			합계 : 64개

② 하지골	하지대	관골 : 2개	
		대퇴골	대퇴골 : 2개 슬개골 : 2개
		하퇴골	경골 : 2개 비골 : 2개
	자유하지대	족골	족근골 : 14개 종족골 : 10개 족지골 : 28개
		합계 : 62개	

3. 근·골격계의 구조 및 운동기능

1) 근육의 일반적 작용

근육은 인체의 약 40% 정도를 차지하는데 운동에 직접 관여하는 골격근만도 300종 650근이 있다.

근육은 수축과 이완작용으로 뼈를 움직여서 신체운동을 발생시키면서 골격의 형태를 유지시켜 인체의 윤곽을 형성하는데 그 부위에 따라 두부(머리), 경부(목), 배부(등), 복부(배), 흉부(가슴), 상지(팔), 하지(다리) 등 7부의 근군으로 대별된다.

운동동작에서의 근육은 특수한 형태로 형성되어 있으며 일반적으로 흥분성, 수축성, 신장성, 탄력성의 특징을 가진다.

첫째, 흥분성이란 신경계를 통해서 전달된 자극을 받아들이거나 반응할 수 있는 능력이다.

둘째, 수축성이란 근육이 자극을 받아서 모양이 더 짧아지고 더 두꺼워지는 것을 말한다.

셋째, 신장성이란 일반적으로 근육의 길이가 정상적 상태보다 더 길어지는 것을 말하며 수축운동을 억제하기 위한 것이다.

넷째, 탄력성이란 근육이 수축이나 신장성 운동을 이후에 원래 상태로 되돌아오는 작용이다.

2) 근육별 기능 및 역할

(1) 두부의 근

① 전두근 : 이마에 주름을 잡는다.

② 추미근 : 눈썹을 내하방으로 당기고 좌우 미간의 주름을 만들며 이물질등 각종 노폐물로부터 눈을 보호한다.

③ 안륜근 : 눈을 뜨고 감는 주동적 역할을 하며 눈물을 빨아들인다.

④ 비근근 : 코를 보호하며 비공이 좁아지고 넓어지는 역할을 한다.

⑤ 협근 : 구강에 있는 음식물을 치아쪽으로 보내며 많은 공기를 내보내는 역할을 한다.

⑥ 교근 : 음식물을 먹을 때 주동적 역할을 한다.

⑦ 구륜근 : 말을 하며 구강도 보호하는 역할을 한다.

⑧ 하악근 : 턱의 아랫부분을 보호하고 침샘의 활동을 돕는다.

⑨ 상악근 : 턱의 윗부분을 보호하고 치아의 작용을 돕는다.

⑩ 외이도 연골 : 전신 경혈의 축소판이며 혈액순환을 돕는다.

⑪ 두정근 : 머리의 탈모를 방지한다.

(2) 경부의 근

① 후경근 : 목을 뒤로 젖히는 역할을 한다.

② 광경근 : 경부내에 있는 장기나 혈관을 보호하는 작용을 한다.

③ 흉쇄유돌근 : 양쪽의 근이 동시에 작용하면 머리를 뒤로 젖히고, 안면을 위로하여 한쪽의 근이 작용하면 머리를 옆으로 돌린다.

④ 흉골설골근 : 임파의 피로를 관장하고 목청을 보호한다.

⑤ 판상근 : 경부를 돌리는 역할을 한다.

(3) 배부의 근

① 승모근 : 상지대가 자유롭게 움직일 수 있게 하는 보조적 역할을 하며 어깨의 기능을 조절한다.

② 광배근 : 상완골의 주동근이며 흉골을 지탱한다.

③ 능형근 : 승모근의 하부와 길항적으로 움직이며 견갑골을 정상의 위치로 유지시킨다.

④ 견갑거근 : 견갑골을 위로 끌어올리는 작용을 한다.

⑤ 척주기립근 : 척주의 기립운동을 맡고 있다.

(4) 흉부의 근

① 대흉근 : 폐와 심장을 보호하며 늑골과 흉골을 끌어 올린다.

② 소흉근 : 견갑골의 오구돌기를 내하방으로 끌어 견갑골을 외전시키고, 견갑골이 고정되어 있으면, 늑골을 끌어올려 호흡운동을 돕는다.

③ 전거근 : 근 전체가 수축하면 견갑골은 전외측으로 외전되어 어깨가 앞으로 나오게 되고, 상체의 늑골에서 시작하여 견갑골의 하각에서 끝나는 부분 은 견갑하각을 상, 전, 외측으로 끌어 견갑골을 외측에서 회선시킨다.

④ 늑골거근 : 외늑간을 도와 늑간근을 넓게 한다.

⑤ 외늑간근 : 늑간근을 넓게 하여 흉곽을 크게 하고 흡기운동을 한다.

⑥ 내늑간근 : 늑간근을 좁게 하여 흉곽을 작게 하고 호기운동을 한다.

⑦ 흉횡근 : 늑골을 인하하여 흉곽을 작게 하며 호기운동을 돕는다.

(5) 복부의 근

① 복직근 : 흉막의 전벽을 인하하거나 골반의 전부를 인상하며, 척주를 전굴시키고 복압을 가하는 작용을한다.

② 외복사근 : 흉곽과 골반을 서로 접근시키고 복압을 높이는 작용을 하며, 한쪽 외복사근이 작용하면 흉곽이 반대쪽으로 회선한다.

③ 내복사근 : 흉곽과 골반을 서로 접근시키고 복압을 높이는 작용을 하며, 한쪽 내복사근이 작용하면 흉곽이 같은쪽으로 회선한다.

④ 복횡근 : 복사근과 함께 복압을 높이며, 복강 및 골반 내강의 장내물 배출을 돕고 한편으로는 호기를 돕는작용을 한다.
⑤ 요방형근 : 허리의 움직임에 작용한다.
⑥ 백선 : 신체 정중선에서 중심을 잡는 역할을 한다.

(6) 상지근
① 삼각근 : 상완을 수평 위까지 외전시키고 전방 혹은 후방으로 올린다.
② 극상근 : 삼각근을 도와 상완을 올리고 근하근, 소원근과 더불어 상완을 외방으로 돌린다.
③ 극하근 : 상완을 후방으로 당기고 외방으로 돌린다.
④ 소원근 : 상완을 후방으로 당기고 외방으로 돌린다.
⑤ 대원근 : 상완을 후내방으로 당기고 광배근을 도와 상완을 내방으로 돌린다.
⑥ 견갑하근 : 상완을 내전 또는 내방으로 돌리고, 견관절낭을 긴장시킨다.
⑦ 상완이두근 : 전완을 굴곡시키며 상완을 전방으로 올린다. 장두는 상완을 외전시키고 단두는 내전시킨다.
⑧ 상완삼두근 : 전완을 신전시키며 관절낭을 긴장시킨다.
⑨ 주근 : 상완삼두근의 작용을 돕는다.
⑩ 오구완근 : 상완을 올리고 내전시킨다.
⑪ 전완근 : 굴근군과 신근군으로 나뉘며 회내외 작용에 관여하며, 팔을 회선시키고 수근의 운동에도 관여한다.
⑫ 수근 : 모지구근은 모지의 작용에 관여하고 소지구근은 소지의 작용에 관여한다. 또한 중수근은 기절골을 굴곡시키고 중절골 및 말절골을 신전시킨다.
⑬ 완요골근 : 전완의 비틀림 작용에 관여하고 앞으로 당기는 역할을 한다.
⑭ 상완근 : 팔을 들어올린다.
⑮ 수장건막 : 손바닥을 덮고 있는 근육으로서 수장을 보호한다.

(7) 하지근
① 내관골근 : 대퇴를 앞으로 끌어올리고, 대퇴가 고정되었을 때에는 요추와 골반을

전반으로 굽히는 작용을 한다. 이에 속하는 근은 장요근, 대요근, 소요근 등이다.

② 외관골근 : 대퇴를 외전, 외방으로 4회전시킨다. 이 근은 ㉠ 대전근, ㉡ 중전근, ㉢ 대퇴근막장근, ㉣ 소전근, ㉤ 이상근, ㉥ 쌍자근, ㉦ 내폐쇄근, ㉧ 대퇴방형근의 8개의 근으로 구성되어 있다.

③ 대퇴직근 : 다리를 끌어 올리는 역할을 한다. 또한 슬관의 굴신운동을 빠르고 강력하게 행할 수 있는 근이다.

④ 봉공근 : 다리를 안쪽으로 당기는 역할을 한다.

⑤ 대퇴이두근 : 대퇴를 신전시키고 슬관절을 굴곡시키며 하퇴를 외전시킨다. 또한 대퇴를 고정하여 골반을 직립시킨다.

⑥ 비복근 : 발뒤꿈치를 올리고 족저 굴곡작용과 슬관절 굴곡 작용을 한다. 또한 발을 고정하면 하퇴와 대퇴를 후하방으로 당긴다.

⑦ 족저근 : 하퇴근의 작용을 돕는다.

⑧ 슬와근 : 슬관절 굴곡작용을 하고 관절낭을 긴장시키며, 하퇴를 내전시킨다.

⑨ 장모지굴근 : 모지를 굴곡시키고 장지굴근건과 건속으로 결합하여 동시에 제 2~5지도 굽힌다.

⑩ 후경골근 : 발을 발바닥쪽으로 굽히고 내전하며 내측면을 올린다. 또 한발을 고정하면 하퇴를 후방으로 당긴다.

⑪ 비골근 : 발바닥을 외후방으로 돌린다.

⑫ 아킬레스건 : 발목의 피로를 담당한다.

⑬ 반막양근 : 대퇴부 후면에서 대퇴를 내측으로 비트는 역할을 한다.

⑭ 장비골근 : 비골을 보호하고 대퇴를 내측으로 비트는 역할을 한다.

⑮ 전경골근 : 경골을 보호하며, 하방으로 누르는 역할을 한다.

⑯ 소지외전근 : 족배를 보호하고 중력을 지탱한다.

3) 골(骨) 및 관절의 일반적 기능

(1) 일반적 기능

다수의 뼈(bones)가 연결되어 형성되는 골격(skeleton)의 기능은 일반적으로 다음과 같다.

① 지지작용 : 신체의 연한 부분을 지탱하는 기둥의 역할을 한다.

② 보호작용 : 단단한 벽을 형성하여 내부에 있는 각종 장기를 보호한다.

③ 조혈작용 : 골수에서 혈구를 생산한다.

④ 저장작용 : 무기물을 저장한다.

⑤ 수동적 운동기관 : 근육의 부착점이 되어 운동기능을 수행한다.

이와 같은 관절의 기능은 뼈에 따라 각기 특징있는 차이가 있는데, 저장작용의 역할수행은 공통적인 기능이지만 두개골은 뇌를 보호하고 흉곽은 심장, 폐 등 내부기관을 보호하는 일이 주된 기능이라 하겠다.

또한 사지의 뼈는 근육의 수축결과에 따라 실제로 운동작업을 수행하는 수동적 운동기관이 되며, 척주의 지지작용 기능이 마비된다면 체간균형은 깨어지게 된다.

(2) 구조에 다른 기능

① 관절의 가동유형은 표면 모양에 따라 영향을 받는다.

㉠ 난 형 : 한쪽 면은 볼록하고 다른 한쪽 면은 오목하다.

㉡ 안장형 : 한쪽 면은 볼록하고 다른 한쪽 면은 오목한데 각각의 면이 대응한다.

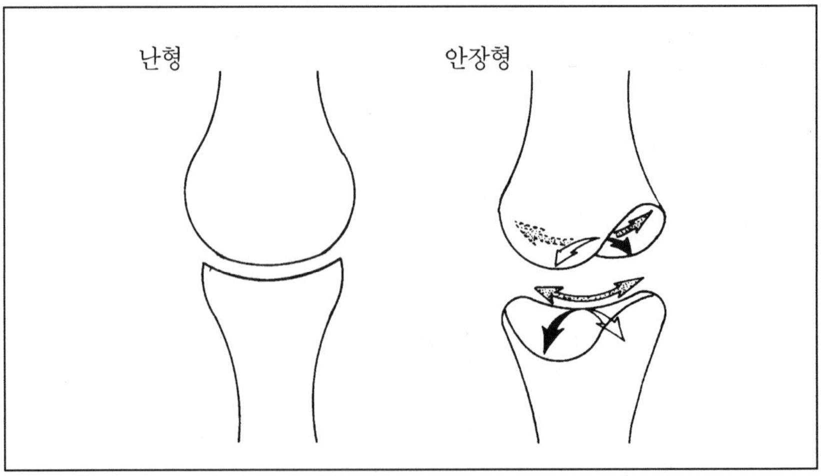

[그림 3-1] 난형과 안장형의 관절

② 스윙(swing)동작이 축에 대하여 움직일 때 관절의 범위내에서 상응하는 뼈의 표면과 접촉하여 가동성이 일어난다. 굴신, 내외전, 회선운동이 발생되는데 이러한 운동가동을 위해서는 반드시 충분한 피막의 이완이나 관절운동에 의해서만 가능하다.

㉠ 롤(roll)

뼈와 뼈 사이의 표면이 접촉하여 구르는 것을 말한다.

- 표면이 반드시 일치하지는 않는다.
- 한 표면에서의 새로운 점은 상응하는 표면 위의 점과 만난다.
- 관절의 가동범위를 확대시키는 결과를 야기한다.
- 항상 각을 만드는 뼈의 가동방향과 같은 방향이다.
- 이러한 롤링(rolling)이 단독발생된다면 다른 관절표면에 압박을 가한다. 때문에 오직 관절의 각도확대만을 요구하는 운동기능은 관절표면에 과도한 압박을 야기시키고 이로 인한 관절손상을 발생시킬 수 있다.
- 일반적인 관절운동에서 순수한 롤링은 결코 단독으로 운동할 수 없으며, 반드시 상대 뼈와 결합작용을 한다.

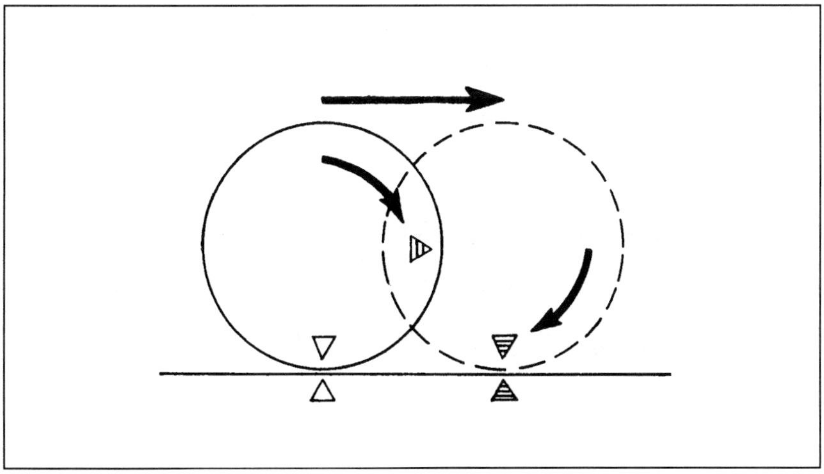

[그림 3-2] 다른 면에 접촉한 한 면의 롤링(rolling)

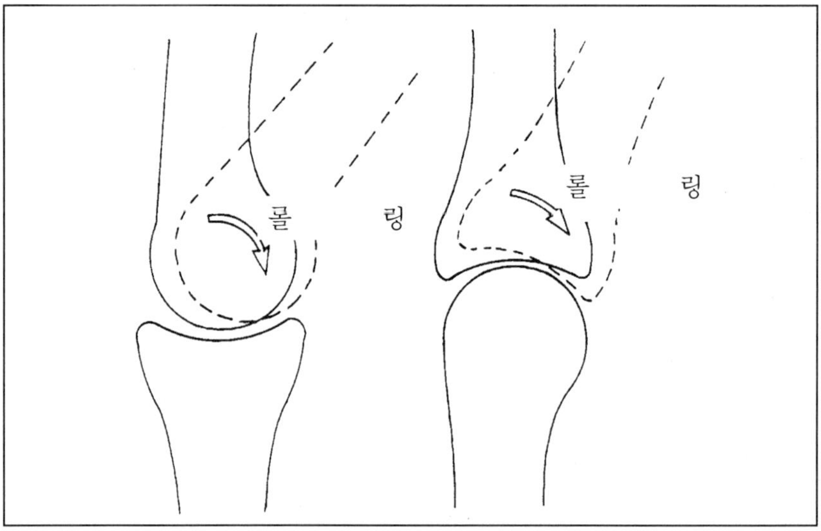

[그림 3-3] 롤링(rolling)의 방향

㉡ 슬라이드(slide)

다른 면을 교차하는 뼈의 표면이 미끄러지는 상태를 말한다.

○ 순수한 슬라이드에서는 표면간이 평평하든지 굽었든지간에 일치감이 있어야 한다.

○ 한 면에서의 같은 점은 상응하는 면의 새로운 점과 접하게 된다.

○ 순수한 슬라이딩(sliding)은 관절에서 발생할 수 없는데 이것은 관절표면이 완전하게 일치되는 것이 아니기 때문이다.

○ 슬라이딩의 방향은 움직이는 면이 오목한가 볼록한가에 따라 달라진다.

즉, 움직이는 관절표면이 볼록한다면 슬라이딩은 뼈의 각상 운동과 반대이고, 움직이는 관절표면이 오목하다면 슬라이딩은 뼈의 각상운동과 같은 방향이다. 이러한 기계적인 관계는 힘을 가동하는 방향을 결정하는 기초가 된다.

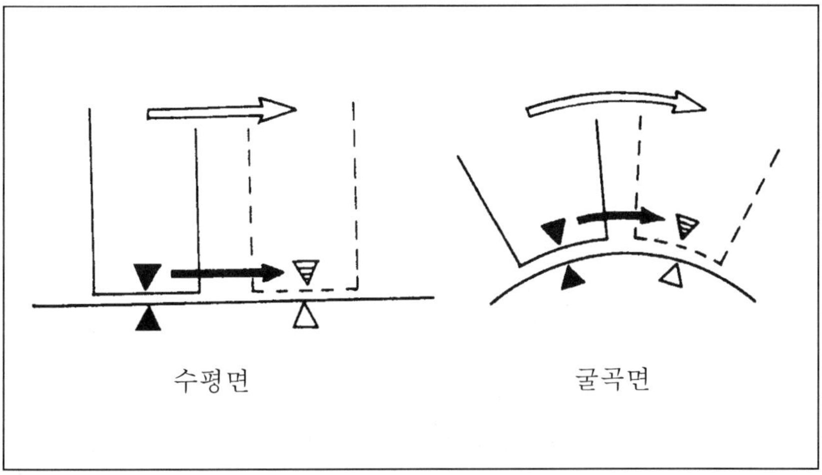

[그림 3-4] 표면에 따른 슬라이드

㉢ 관절의 롤링(rolling)과 슬라이딩(sliding)작용

- 관절의 표면이 일치하면 할수록 슬라이딩 작용이 많이 일어난다.
- 관절의 표면이 일치하지 않으면 않을수록 롤링 작용이 많이 일어난다.
- 슬라이딩 작용은 관절운동을 복원하고 운동범위를 증가시킨다.
- 롤링작용은 관절에 압박감을 가한다.

㉣ 스핀(spin)

기계적 축에 대하여 돌아가는 것을 말한다.

- 스피닝(spining)은 단독발생이 거의 불가능하며, 롤링이나 슬라이딩과 병행하여 발생한다.
- 신체관절에서 스핀이 발생하는 세 가지 경우는
  첫째, 굴신운동을 하는 상완골.
  둘째, 굴신운동을 하는 대퇴골.
  셋째, 회내외 운동을 하는 요골의 상부이다.

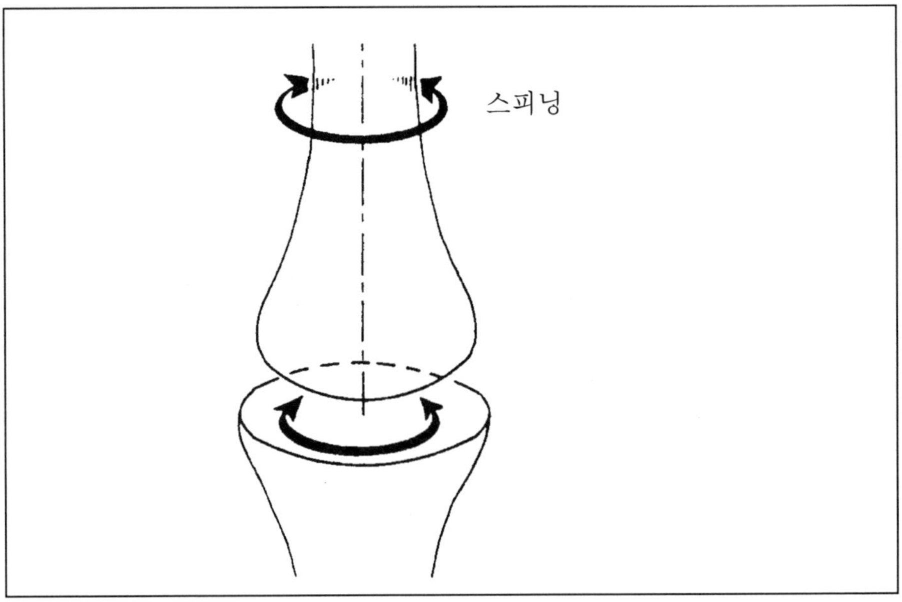

[그림 3-5] 움직이지 않는 기계적 축에 대한 스피닝

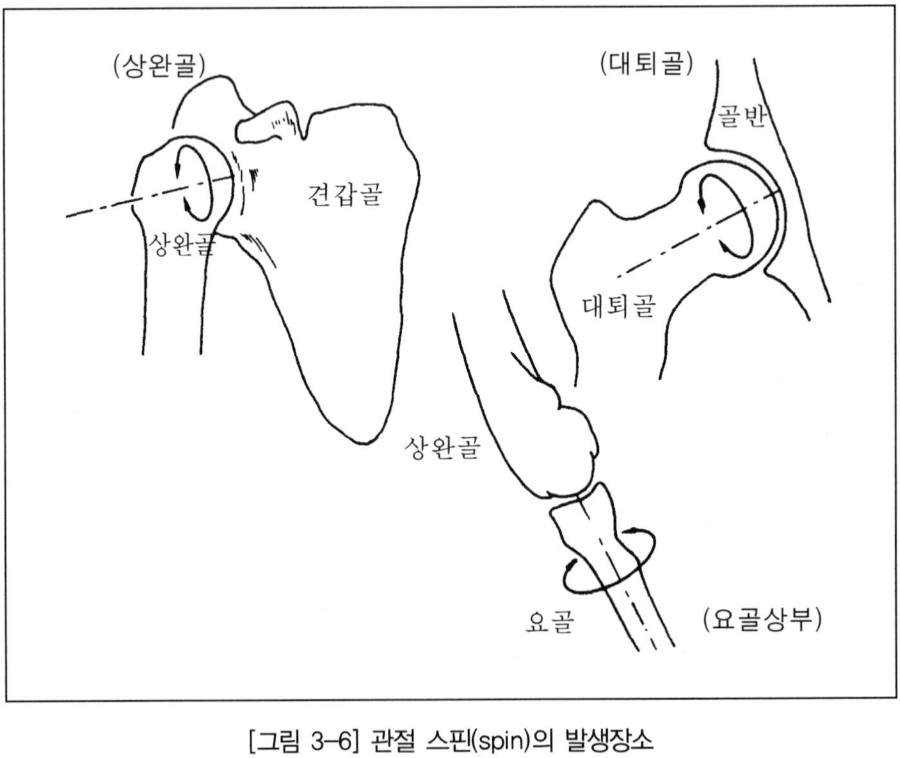

[그림 3-6] 관절 스핀(spin)의 발생장소

4) 각 관절부의 운동기능

(1) 족관절부의 운동

족관절부는 경비골 밑에 위치한 거골을 비롯하여 종골, 주상골, 입방골, 설상골, 중족골, 족지골 등 크고 작은 26개의 뼈로 형성되어 있으며, 이러한 것들을 강력한 인대, 근육, 힘줄 등이 보강역할을 하여준다.

발목관절은 저굴과 배굴, 회내와 회외, 내번과 외번의 가동성이 있으며, 발가락은 아래로 둥글게 감아내리는 굴곡과 그 반대의 신전운동을 한다.

또한 발가락은 인체의 체중이 하부에 실릴 때 발을 고정하여 신체지탱을 유지하는 중요한 역할을 수행하며 족저 또한 전 체중을 지탱하고 있음에도 불구하고 족궁을 형성하여 신체활동에 알맞는 동작을 보여준다.

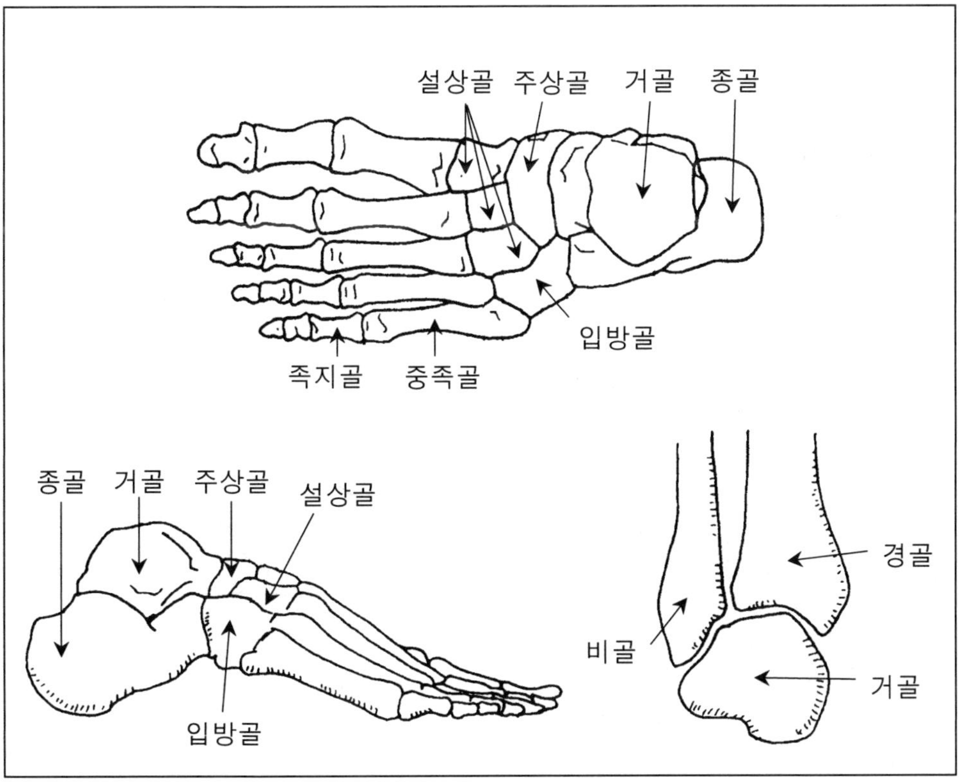

[그림 3-7] 족관절부의 단면도

발목과 발가락은 실제적으로 독립적이기는 하지만 저굴운동을 증가시키기 위한 노력에서 복합적인 기능을 갖고 있으며, 여하튼 족관절부 전체는 신체이동이나 다른 동작수행시에 사용되는 기계적 장치라 할 수 있다.

(2) 슬관절부의 구조와 운동

슬관절부는 대퇴골 하단과 경골 상단 및 대퇴골 하단부에 위치한 슬개골로 형성되어 있는데 관절간에 있는 내외측 반월이 경골의 관절면을 보충하여 수직방향으로 가해지는 충격을 완화시킨다.

내외측 측부인대 및 전,후십자인대는 슬관절부를 안전하게 유지시키는 역할을 하는데 전십자인대는 하퇴의 전방동요를 제한하고 후십자인대는 후방동요를 제한 또는 방지하는 역할을 한다.

슬관절부는 족관절부의 동작을 수반하는 것이 대부분이고 하지에 대하여 강한 신전근 지레장치가 되는데 대퇴에 대해서 약간 비틀림 작용도 있지만 주된 기능은 하지 굴신운동이다.

신전운동의 범위는 약 170도로써 신전할 때 다소 외방으로 굴곡하는 동시에 다소 내방으로 돌리는 나선형운동은 체중지탱에 많은 도움이 되며, 대퇴 및 하퇴가 충분히 굴곡하였을 시에는 대퇴골 장축과 경축간의 각도가 약 10도 정도이다.

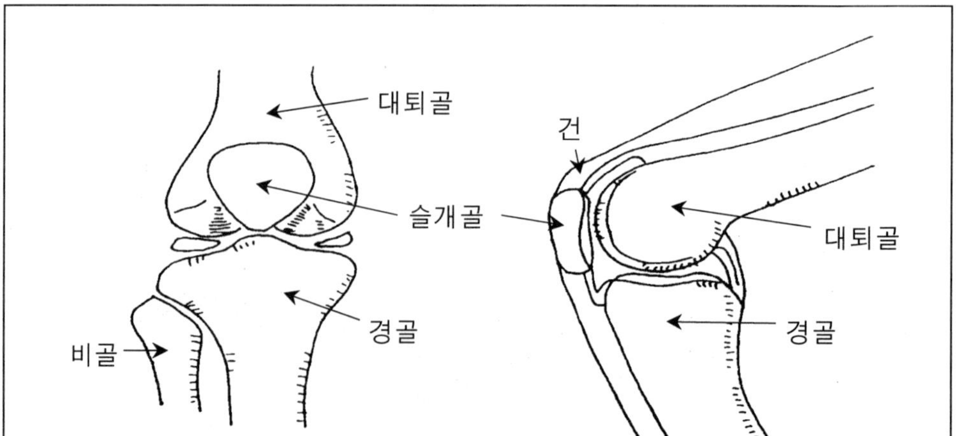

[그림 3-8] 슬관절부의 단면도

(3) 골반 · 고관절부의 구조와 기능

골반은 선골과 좌우 관골로 이루어져 있는데 관골은 인체내에서 가장 넓은 뼈로써 8자형으로 형성된 불규칙한 뼈이다.

두 개의 관골은 그 사이에 선골과 미골을 두고 골반을 형성하는데 이러한 골반의 기능은 일반적으로

① 내장을 보호한다.

② 몸통과 하지에 분포되는 대부분 근육의 근원지가 된다.

③ 몸통이나 신체이동으로 인해 전달되는 충격을 흡수하는 기능이 있다.

④ 상지 및 몸통의 무게를 하지로 전달하는 작용을 한다.

고관절부는 깊은 관골와에 대퇴골두가 약 2/3 정도 꽉 끼워져 있는 형태로 되어 있다. 고관절은 체간과 하지를 연결하며 체간의 지탱과 족부에 의한 이동역할을 수행하는데 이러한 고관절 동작은 엉덩이에서 가능한 가동각도를 조절하게 되어 많은 자유동작이 제한되어 진다.

이러한 가동범위를 제한하는 Y형 인대의 보강성으로 인해서 탈구현상도 적게 나타나는 고관절부 주요 기능은 굴신, 내외전, 내외회선 동작이며, 슬관절 굴곡체위에서는 고관절 굴곡도가 증가되고 직립자세에서는 신전, 정좌자세에서는 굴곡이 이루어지고 고관절의 빠른 동작은 골반으로 옮겨져 그곳에서 척주로 옮겨진다.

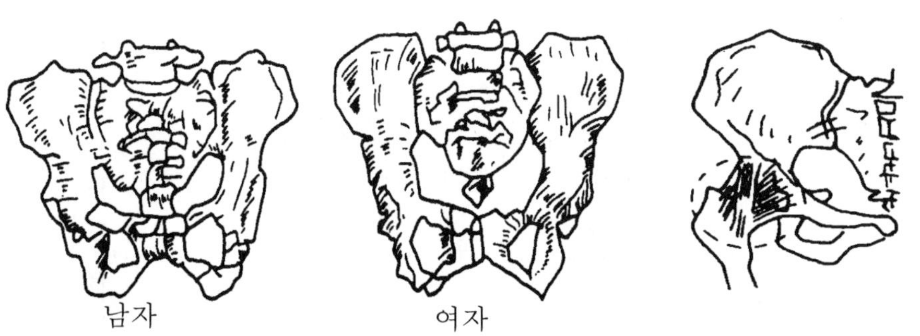

남자 여자

〈성인 남녀 골반의 모양〉 〈고관절의 Y형 인대〉

[그림 3-9] 골반 및 고관절부의 단면도

(4) 척주의 구조와 운동

척주는 경추(7), 흉추(12), 요추(5), 선추(5), 미추(3~5) 등 모두 32~34개의 추골이 그사이에 위치하여 완충역할을 해주는 추간원판에 의하여 연결되어 있으며 인대 및 근육에 의해서 지탱된다.

척주에서 일생동안 분리되어 있는 경추, 흉추, 요추를 진성척추골(true vertebral)이라 하고 성인이 되면서 각각 화골 및 유합이 일어나는 선추, 미추는 가성척추골(flase vertebral)이라 하며, 따라서 5개의 선추는 하나의 선골(sacrum), 3~5개의 미추는 하나의 미골(coccyx)이 된다.

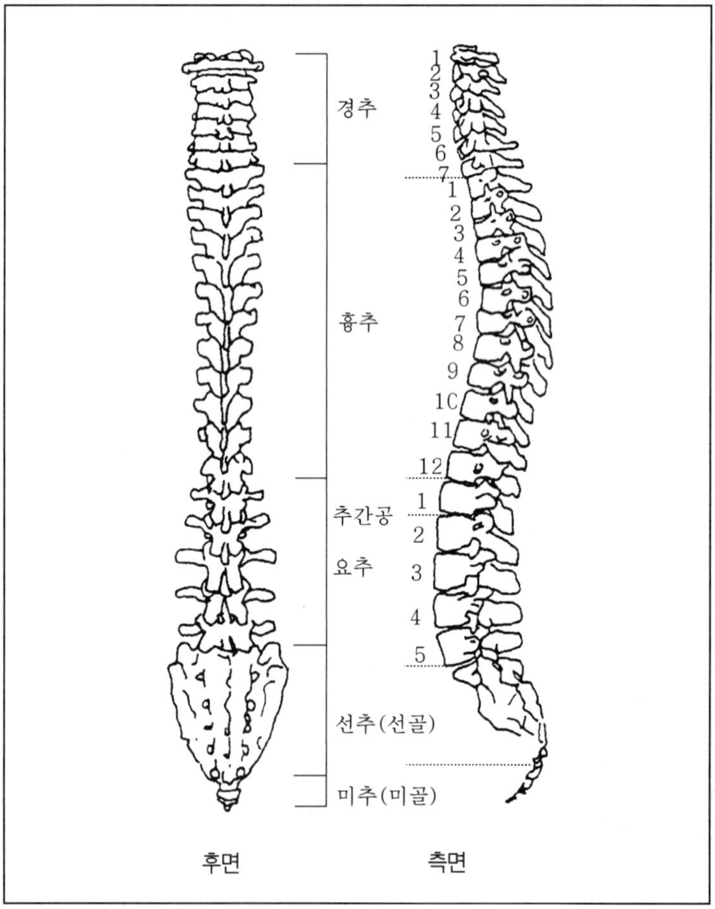

[그림 3-10] 척주의 후면, 측면

이러한 척주는 일직선상으로 쭉 뻗은 것이 아니라 측면상에서 경추부 만곡, 흉추부 만곡, 요추부 만곡, 천미부 만곡의 적당한 만곡현상을 보여준다.

이중에서 경추부 만곡과 요추부 만곡은 전만상태를 이루고 흉추부 만곡과 천미부 만곡은 후만상태를 이루고 있는데 이것은 인체가 직립보행을 하기 위한 중력평형을 유지하기 위해서 이루어진 가장 적합한 신체균형이다.

경추는 두개부를 지탱하고 요추는 체간 상반부의 모든 무게를 지탱하는데 이러한 척추는 두 가지 운동 획득방법 즉 첫째는 직접적인 운동이며 둘째는 골반을 내미는 것이다.

다음은 척주의 운동기능이다.

① 회전운동 : 척주는 그 종축주위를 회전한다.
제2경추에서 이 운동범위가 가장 크고 다음이 흉추하부와 경추상부이며 요추부에서 가장 제한된다.

② 굴신운동 : 전후방으로 굴신한다.
경추부에서 가장용이하고 다음이 요추부이며 흉추부에서 가장 제한된다.

③ 측굴운동 : 좌우로 측굴운동을 한다.
경추하부와 흉추상부에서 최대의 측굴운동을 할 수 있으며 요추부에서도 뚜렷이 나타난다.

(5) 견관절부의 구조와 주요 기능

견관절부 주변에는 흉쇄관절, 견쇄관절, 견관절 등이 있는데 상완골두를 받아들이는 관절과의 깊이가 얕고 가동범위가 넓은 까닭에 각종 인대가 보강역할을 하여줌에도 불구하고 다른 관절에 비해서 탈구현상이 빈번히 발생한다.

견관절부의 운동은 주변관절이 복합적으로 작용하여 일어나는데 예를 들어 외전운동시 30° 까지는 견관절만 작용하면 운동작동이 가능하지만 30° 이상이 넘어가면 견갑골 작용이 증가되고 견쇄관절 및 흉쇄관절도 작동하게 된다.

상지대와 체간의 연결구실을 하는 견관절의 주요 기능은 굴신, 내외전, 회선운동 등이다.

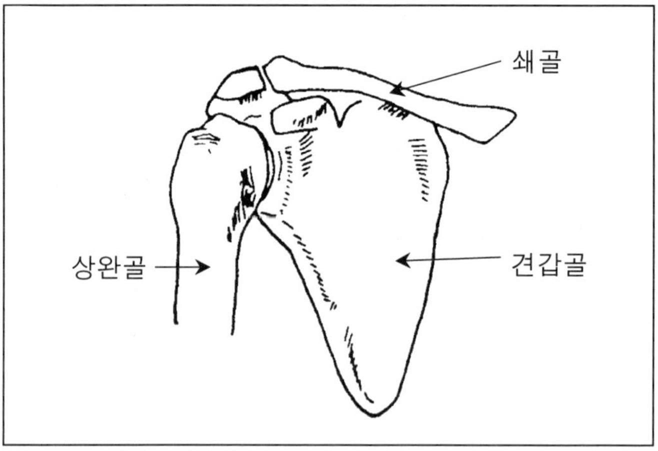

[그림 3-11] 견관절부의 단면도

(6) 주관절부의 구조와 기능

상완골, 요골, 척골로 형성되는 주관절부는 1개의 관절포로 싸여 있으며, 내측 측부인대와 외측 측부인대에 의하여 보강되어지는데 상완과 전완을 연결시키고 손을 사용목적에 따라 이동시키는 역할을 수행한다.

이러한 주관절부는 완척관절, 완요관절, 상요척관절을 구성하고 상완이두근 및 상완삼두근의 길항작용에 의한 굴신운동을 하며, 또한 완요골근의 수축작용에 의하여 전완을 약간 회내외 시키면서 굴곡운동을 한다.

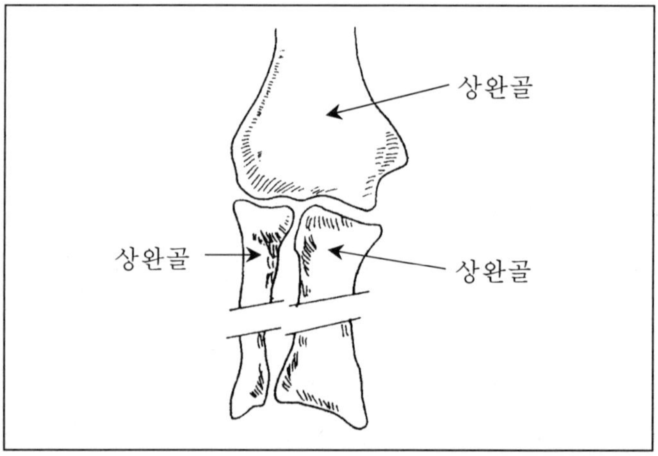

[그림 3-12] 주관절부의 단면도

(7) 수관절부의 구조와 운동

손의 골격은 수근골(8), 중수골(5), 수지골(14)로 되어 있으며 수근관절, 수근중수 관절, 중수지절 관절, 지절간 관절을 형성하고 있다.

그 위치는 수근골과 요골간의 수강관절 작용에 의하여 변하게 되는데 수근골은 8개의 단골이 베어링(bearing)역할을 하여 수장굴, 수배굴, 요굴, 척굴 및 손목을 휘돌리는 동작이 작동되며 수근중수 관절에서는 제1지가 요측외전, 척측내전, 장측외전, 장측내전 작용을 하고 제2~5지는 수관절의 보조적 운동을 할 뿐이다.

중수지절 관절에서는 제1지의 굴신운동과 제2~5지의 굴신, 내외전 운동이 있으며 또한 종, 횡으로 아치(arch)형을 형성하여 손으로 물건을 잡을 수 있다.

그리고 수근골 작용에 의한 것은 아니지만 전완근 작용에 의해서 요척골이 비틀림 운동을 하는 결과로 회내, 회외운동이 일어난다.

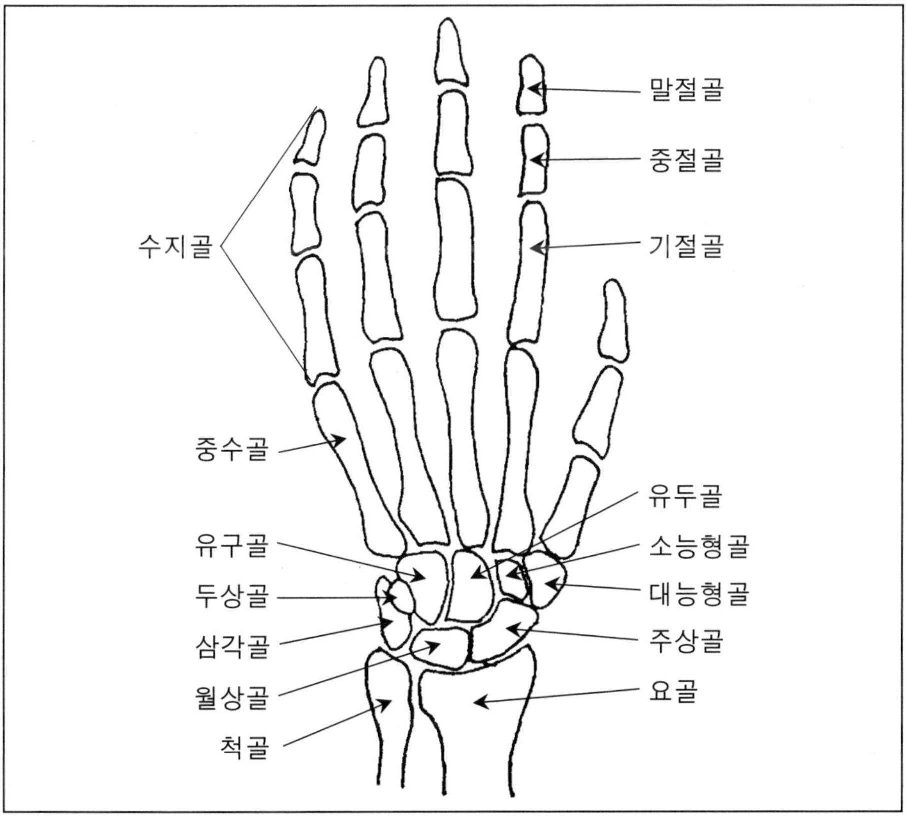

[그림 3-13] 수관절부의 단면도

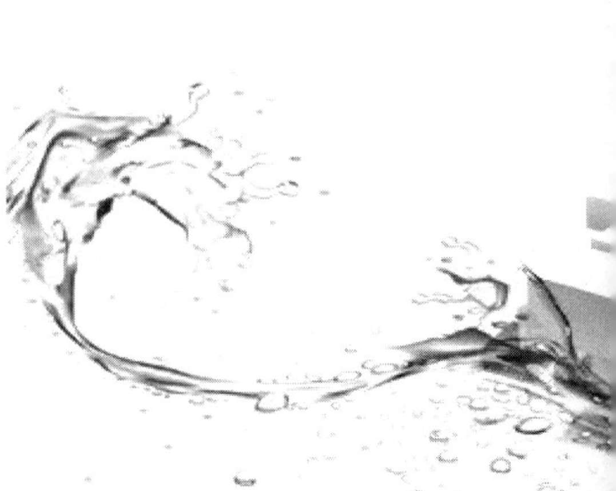

제4장 순환과 운동

1. 순환계의 개요
2. 심장
3. 순환기능 조절

제4장 순환과 운동

1. 순환계의 개요

순환이란, 말 자체가 의미하 듯이 혈액이 심장에서부터 나와 정해진 혈관을 통해서 다시 심장으로 들어오는 것을 말한다. 즉, 혈액은 항상 일정한 방향으로 혈관 속을 흐르고 있다는 것이다.

혈액을 순환시키는 혈관계는 혈액의 흐름을 유지시키기 위하여 펌프작용을 하는 심장, 영양소와 산소가 함유된 혈액을 조직의 세포로 운반하는 동맥, 동매과 정맥을 연결하며 혈액과 조직 사이의 물질교환이 이루어지는 모세혈관, 세포간 대사과정에서 생긴 노폐물이 들어있는 혈액을 폐나 신장 등으로 운반하는 정맥으로 구성된다.

한편, 이들 순환계는 좌심실(left ventricle)에서 시작하여 전신을 경유하여 우심방(right atrium)으로 연결되는 체순환계(systemic circulation)와 우심실(right ventricle)에서 시작하여 폐(lung)를 경유하여 좌심방(left atrium)으로 연결되는 폐순환계(pulmonary circulation)의 두 가지로 구분하는데, 체순환계와 폐순환계의 혈액용적 비율은 3 : 1이다.

체순환은 일명 대순환이라고도 하며, 좌심실에서 나온 동맥혈을 신체의 말초조직으로 보내어 모세혈관을 지나는 사이에 세포들의 물질대사에 필요한 영양분과 산소를 공급하고, 대사산물인 이산화탄소와 노폐물을 받아 정맥혈이 된 다음 우심방으로 돌아오는 순환이다. 그리고 폐순환이란 일명 소순환이라고도 하며, 산소가 부족한 정맥혈의 가스

교환을 위하여 우심실 → 폐동맥 → 폐 → 폐정맥 → 좌심방을 거치는 순환이다.

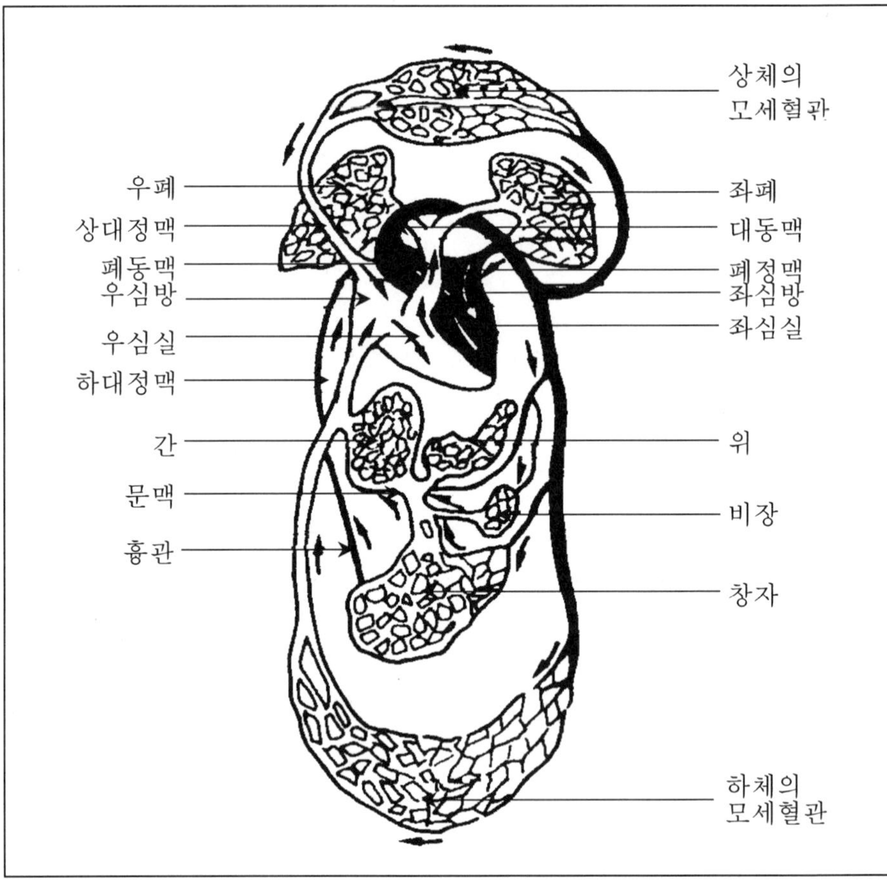

[그림 4-1] 혈액의 순환 모식도

2. 심장

1) 심장의 구조

인체의 심장은 흉강내 좌폐와 우폐 사이에 있는 근육성 기관으로 대개 길이가 14cm 정도, 폭이 10cm, 무게 250~350g, 두께 8cm 정도인 원추형으로 자신의 주먹보다 약간 크며, 심막이라는 2겹의 장막으로 싸여 있다. 그 속은 두 개의 심방(atrium)과 두

개의 심실(ventricle)로 되어 있고 대동맥, 폐동맥이 심장으로부터 나오며, 공정맥(vena cave)과 폐정맥(pulmonary valve)이 심장으로 들어간다. 심방과 심실 사이에는 방실판막(pulmonic valve)이라는 판막이 있어 혈액이 역류하는 것을 방지한다.

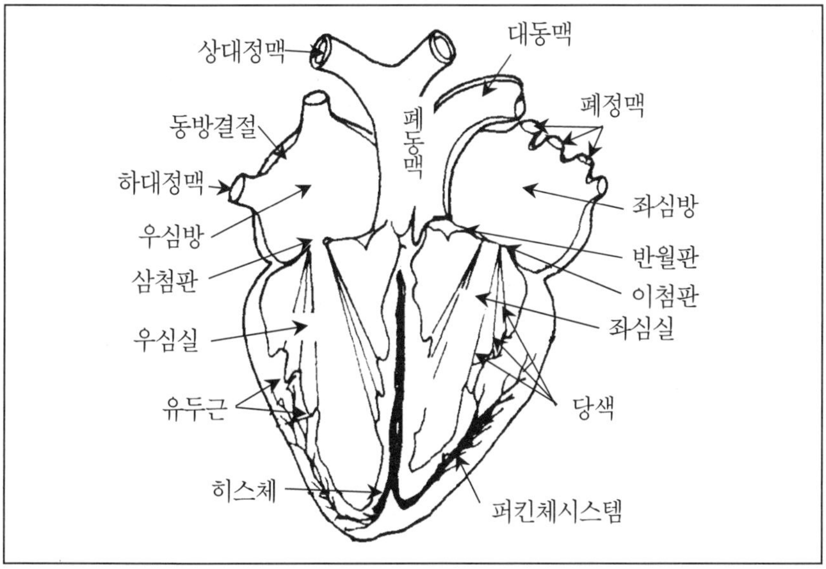

[그림 4-2] 심장

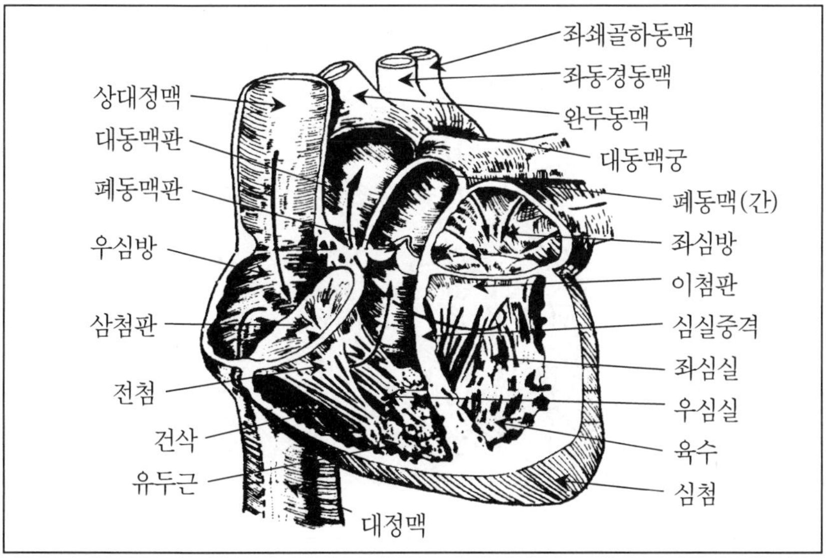

[그림 4-3] 심방 · 심실의 내면

2) 심근 성질

심장은 생겨서 멎는 순간까지 일정한 심박속도로 수축운동을 함으로써 혈액을 펌프(pump)질 하고 있다. 심장근이 일생동안 쉬지 않고 박동할 수 있는 것은 흥분성(excitability) · 율동성(rhythmicity) · 전도성(conductivity) · 수축성(contractility) · 확장성(distensiblity)의 특수한 성질을 갖고 있기 때문이다.

(1) 흥분성

심장근은 스스로 흥분을 발생한다.

심근내에서 처음 흥분이 발생한 곳을 페이스 메이커(pace maker)라 한다.

이와 같은 페이스 메이커가 될 수 있는 조직은 심장에서 결절조직(nodal tissue)과 퍼킨제(purkinje)섬유가 있는데, 결절조직에는 [그림 4-4]에서 보는바와 같이 동방결절(sinoauricular node : SA,node)과 우심방의 방중격(interial septum)에 있는 방실결절(atrioventricular node : AV node), 그리고 방실결절로부터 연결된 방실섬유속(AV bundle or his bundle)이 있다.

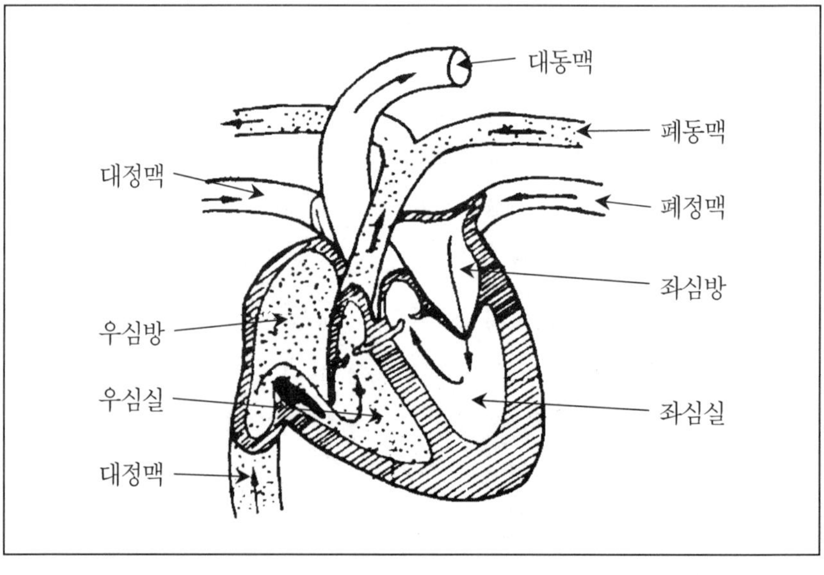

[그림 4-4] 심장의 혈액운행(흰 부분은 동맥혈, 점 부분은 정맥혈이다)

이들 흥분성 조직의 흥분발생 속도는 동방결절에서는 1분간에 70~80회, 방실결절에서는 40~60회, 그리고 방실섬유 속에서는 이보다 낮아 1분간 30회 정도인데, 정상적인 심장에서는 흥분의 발생속도가 가장 빠른 동방결절이 페이스 메이커가 된다.

(2) 율동성

심장은 혈액을 계속 순환시키기 위하여 흥분의 일정한 주기를 가지고 발생하는데 이를 심근의 율동성이라 한다.

(3) 전도성

동방결절에서 발생한 흥분은 곧 모든 심근 섬유에 전도되어 심근을 수축한다.

심방과 심실의 수축이 교대로 이루어지는 것은 방실지연(A-V delay)에 의한 것이다.

(4) 수축성과 확장성

심장에 많은 혈액량이 들어오면 심근의 확장에 의하여 심근 섬유의 길이가 길어져 심근은 강하게 수축하며 많은 혈액을 동맥으로 내보낸다.

3) 스포츠 심장(Sports heart)

심장은 본질적으로 지구성의 근육으로 되어있어 훈련에 의해서도 그 크기가 급격히 증가하지 않는다.

그러므로 고도의 훈련을 한 운동선수도 심장의 크기는 그리 크지 않다.

더욱이 심장은 가운데 구멍이 뚫려 있어 심장근이 비대해져도 심장근의 비대가 내외로 일어나서 외견상으로 심장의 크기는 그리 많이 변하지 않는다.

일부 학자들이 X-ray 사진에 의하여 경기자의 심장 크기를 조사한 결과, 일반인의 심장 크기와 별 차이가 없다고 보고하고 있다.

그러나 동물실험에 의하면, 훈련시킨 동물의 심장이 모양도 좋고 중량도 무거운 사실로 보아 인간의 심장도 훈련에 의하여 동일한 결과를 얻을 수 있다고 추측된다.

1877년 스웨덴(Sweden)의 의사 헨셴(Henschen)이 스키선수의 심장이 비대된 현상을 발표하여, 이를 스포츠심장 또는 운동선수 심장(sports heart or athletes heart)이라 명명한 이래, 경기자에서의 심장비대 현상이 종종 지적되어 근래에는 장기간의 운동에 의한 심장의 비대현상은 운동종목에 따라 상이하여 <표 4-1>에서 보는 바와 같이 지구성 운동을 하는 선수에게는 현저한 반면 단거리 경기와 같은 운동을 하는 선수에서는 심장비대 현상을 볼 수 없다.

〈표 4-1〉 심장의 크기와 스포츠 종목

스포츠 종목	횡경	종경
일반 청년	12.5cm	14.8cm
단거리선수	12.9cm	15.0cm
수영선수	13.4cm	15.4cm
보오트선수	13.5cm	15.7cm
마라톤선수	13.8cm	15.4cm
스키(장거리)	14.0cm	15.3cm

4) 혈관관계 기능

(1) 동맥(Arteries)

동맥계는 심장으로부터 혈액을 말초로 운반하는 도관으로써 그 역할을 효과적으로 수행하기 위하여 다음과 같은 특성을 가지고 있다.

즉, 혈관벽은 탄력성을 가지고 있어 일시적으로 혈액을 수용할 수 있도록 팽창될 수 있으나 동시에 우심실에서 혈액을 방출할 때의 진동을 완충하여 에너지의 소실을 최소로 하여준다. 동맥벽의 탄력성은 연령이 증가될수록 탄력성이 감소되며 탄력성의 감소는 말초 혈관의 저항을 증가시켜 안정시 혈압이 높아지게 된다.

대동맥의 혈류속도는 심실수축기에는 약 120cm/sec이나 심실확장기에는 거의 0으로 떨어져 평균속도는 약 40cm/sec를 유지한다.

그러나 분자가 많은 소동맥으로 가면 평균속도가 감소하여 수축기혈압이 약

35mmHg 정도로 된다.

소동맥에는 평활근 섬유가 많은데, 항상 교감신경의 지배를 받아 수축상태를 유지하고 있다.

만일 교감신경이 마비되면 소동맥이 이완되어 내경이 커지므로, 저항이 감소하게 되고 동시에 혈압이 저하된다.

(2) 정맥(Veins)

순환계에서 정맥의 역할은 혈액을 수용하는 것 뿐이나, 실제로 정맥내의 총 혈액 용적은 전 순환 혈액의 약 75%로써 순환계내에서 가장 크며 동맥계에서는 25% 정도가 수용된다.

그리고 동맥계와 달리 정맥계는 혈압이 낮으므로 심방까지 혈액을 수용하기 위한 특별한 수단을 갖추고 있다.

즉, 정맥내에는 판막이 있고 정맥벽에 평활근 섬유가 종으로 배열되어 혈액의 수송을 돕는다. 한편, 정맥의 혈액수송은 정맥압이 낮고 혈류속도가 느려져 중력의 영향을 크게 받는다. 예를 들어 오랫동안 서 있으면 발이 붓는데 정맥혈을 심장으로 이동시키는 압력보다 중력이 더욱 커서 혈액이 간질액으로 삼출되기 때문이다. 그러나, 이때 가만히 서 있지 않고 움직이면 발이 붓지 않거나 덜 붓는데 이것은 근육의 수축이 혈액의 수송을 도와 주기 때문이다.

(3) 모세혈관(Capillaries)

순환계의 궁극적인 임무는 모세혈관에서 수행된다.

혈액에 의하여 운반된 물질이 조직으로 이동하며, 조직으로부터 노폐물이 혈액으로 이동되는 곳이 바로 모세혈관이다.

생체의 모든 세포에서 각 세포가 요구하는 대로 혈액이 공급되어 물질교환이 이루어져야 하므로 모세혈관의 수는 많아야 한다.

이렇게 총면적이 넓어야 효과적으로 물질교환이 이루어지는 것이다.

krogh에 의하면 성인의 총 모세혈관의 변적은 300㎡에 달한다고 한다.

또 모세혈관을 지나가는 혈액의 유속이 느릴수록 단위시간 내에 물질교환이 효과적으로 이루어질 것이다.

실제로 동맥보다 모세혈관의 총단면적이 크므로 혈류속도는 훨씬 늦으며, 모세혈관의 활동은 각 조직마다 다르다.

피부나 신장 또는 소화관내의 모세혈관들은 생체가 운동할 때나 안정시에나 일정한 수가 활동하고 있지만, 골격근 내에 있는 모세혈관은 안정시에 비하여 운동시에 그 수가 100배 정도 증가된다. 이와 같이 조직 내에 있는 모세혈관들은 그 조직의 기능상태에 따라 활동상태가 변화된다.

즉, 모세혈관 기시부에 있는 후소동맥(metarteriable)이 모세혈관을 개폐시키며, 또한 모세혈관 자체의 탄력성에 의해서도 관의 내경이 좁혀지거나 넓어진다.

모세혈관을 통한 물질이동은 확산과 여과과정에 의한다.

예를 들면 산소와 포도당은 간질액보다 혈액 속의 농도가 높으므로 혈액에서 간질액 쪽으로 확산되는 반면, CO_2는 간질액의 농도가 높으므로 모세혈관 쪽으로 확산해 들어간다.

액체의 이동은 여과과정(filtration process)에 의하는데, 모세혈관의 어느 한 부분에서 여과율(rate of filtration)과 여과의 방향은 그 부분의 여과압(filtrati pressure)에 의하여 결정된다.

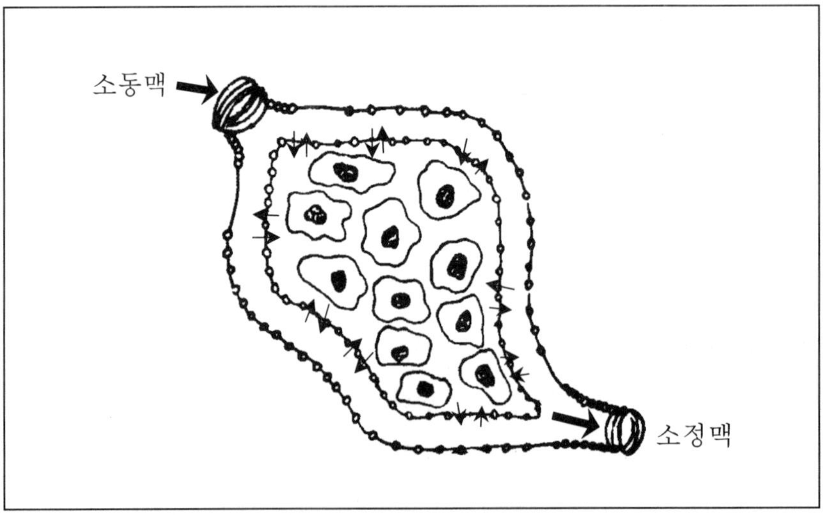

[그림 4-5] 모세혈관에서의 물질이동

(4) 임파관(Lymphatics)

임파계를 구성하는 임파, 임파절, 임파기관 등은 신체외부의 여러가지 항원자극에 대해 임파구라 불리는 두 종류의 세포가 항체를 생성하여 면역반응을 담당함으로써 인체를 방어하는 역할을 한다.

임파는 혈액성분이 모세혈관벽을 통하여 조직으로 나와 형성된 무색투명한 액체로 성분은 적혈구와 혈소판이 거의 없는 혈액의 삼출물이다.

임파절은 임파관의 사이 사이에 위치하여 임파를 걸러주는 역할을 하는 전신에 산재하는 임파조직의 덩어리이다.

임파관은 모세임파관이 모여 좀더 커진 상태로 구조는 정맥과 비슷한데 벽이 더 얇고 곳곳에 임파의 역류를 방지하기 위하여 더 많은 임파판막이 발달되어 있다.

이러한 임파관은 혈관과는 달리 모든 조직 간격에 분포되어 있어 간질액으로 부터의 배수관 역할을 하고 있다.

소화관으로부터 흡수되는 지방은 일부 임파관을 통하여 수송되고 종국에는 흉관을 통하여 혈관에 합쳐진다.

임파계는 신체내로 들어온 이물질을 탐식하는 대식세포의 활동으로 이물질을 제거하고 감염으로부터 보호하며, 신체를 방어한다. 또한 임파계는 조직액을 정맥내로 운반하여 혈액을 되돌려 주며, 혈장내의 단백질과 체액을 유지하는 기능이 있다.

즉, 전술한 바와 같이 모세혈관벽은 단백질에 대한 투과성이 없음이 원칙이나 실제로는 약간의 단백질이 모세혈관벽을 통해 간질액 중으로 새어 나오는데, 이것은 임파관에 흡수되어 결국 순환혈액 중으로 되돌아가게 된다.

임파순환의 어떤 국면은 아직도 모호하지만 임파관은 정맥과 유사한 판막을 가지고 있으며 또 호흡에 의한 흉곽내 음압은 흉관을 통하는 임파순환을 돕고 있다고 한다.

3. 순환기능 조절

1) 신경성 조절

연수(medulla oblongate)에는 심장운동중추(cardiac center)와 혈관운동중추(vasomotor center)가 있는다.

심장운동중추는 다시 심장운동억제중추와 심장운동항진중추로 구분할 수 있으며, 심장운동억제중추를 자극하면 마치 미주신경이 흥분한 경우와 같이 심박동수가 감소하게 된다. 심장운동항진중추는 교감신경과 관련이 있으며, 자극시에는 혈압이 높아지며 심박수가 많아진다.

[그림 4-6]에서 보는 바와 같이 혈관운동중추는 주로 말초혈관에 분포한 교감신경에 영향을 주는데 자극을 받아 교감신경이 흥분하면 말초혈관이 수축되어 혈압이 상승한다.

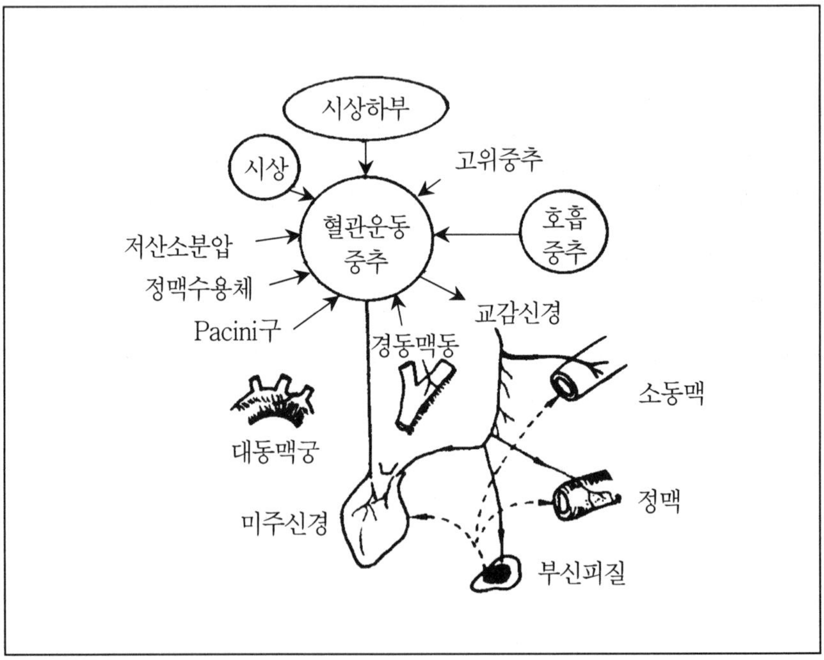

[그림 4-6] 순환조절 양상

심장운동중추의 억제중추와 항진중추는 상역단계가 있어 심장운동억제중추가 흥분하면 심장운동항진중추가 억제당하고, 이것이 억제당하면 항진중추는 흥분한다.

연수보다 더 고위 중추인 시상하부나 대뇌피질에도 미약하기는 하지만 혈압조절 기능이 있다. 예를 들면, 정신적으로 흥분하거나 화를 내면 중뇌에 있는 시상하부를 거쳐 심장운동중추나 혈관운동중추를 자극하게 되어 혈압이 상승한다.

또 운동을 시작하기 직전에 혈압이 높아지는 것은 대뇌피질에 있는 운동신경중추로부터 흥분이 자율신경으로 전달되기 때문이다.

2) 반사에 의한 조절

대동맥공(arch of aorta)과 내경동맥(internal carotid artery)의 시기부의 대동맥동(aortic sinus)과 경동맥동(carotid sinus)에는 거미줄 모양의 특수신경 말단이 있어 압력을 감지하는 구조가 되어 있는데 이를 압력수용기(stretch receptor)라고 한다.

심장에 미치는 미주 신경의 흥분전도는 이들 압력수용기에서 전달된 정보에 의하여 영향을 받는다.

즉 정상보다 동맥 혈압이 높아지면 수용기로부터 많은 수의 동작전위가 발생되어 연수로 가서 혈관운동중추의 기능을 억제하며 미주신경으로 하여금 심장의 박동수를 적게 하고, 혈관을 확장시켜 말초저항을 감소시킴으로써 혈압을 내리게 한다.

3) 화학적 조절

혈장에 포함된 신진대사 산물 중 젖산(latic acid)과 이산화탄소의 축척, 산소분압의 감소 및 고농도의 수소이온 등은 국소적으로는 혈관을 확장시켜 혈압을 감소시키는 방향으로 작용하기도 하나 중추를 통해서는 혈압을 상승시킨다.

또 뇌의 혈액 중의 산소분압도 혈압조절에 관여하여 동맥혈의 산소분압이 낮을 때에는 혈압을 높여 순환혈액량을 증가시킴으로써 충분한 양의 산소를 각 조직에 공급할 수 있게 한다.

이와 같은 화학적 조절도 말초의 화학수용기(chemo receptor)를 경우하는 일종의 반사기능이라 할 수 있다.

즉, [그림 4-7]에서 보는 바와 같이 총경동맥(common caroti drtery)의 분기점에 있는 경동맥 혈관구와 대동맥궁에 있는 대동맥 혈관구(aortic glomus)는 화학수용기로 작용하여 산소의 분압이 높아지면 호흡중추를 통하여 호흡운동을 증가시키는 한편, 혈관운동중추에서는 교감신경을 흥분시켜서 심박수가 증가하고 혈압이 상승하게 된다.

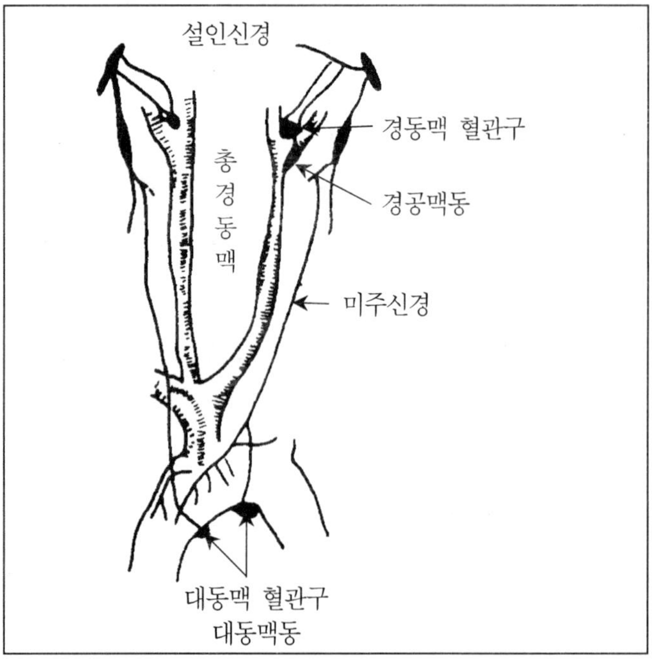

[그림 4-7] 대동맥 혈관구와 경동맥 혈관구

Exercise Prescription and Exercise Rehabilitation

제5장 체력과 건강

제5장 체력과 건강

1. 체력

1) 체력의 개념

인류역사의 발달과 더불어 체력이란 용어는 인간에게 커다란 관심사로 대두되어 왔으며, 현대사회에서는 특히 그 차지하는 비중이 크다. 그렇다면 체력이란 과연 무엇을 말하는 것일까?

체력을 광의로 해석하는 경우와 협의로 해석하는 경우가 있는데 전자의 경우는 다음과 같다.

- 체력은 형태, 기능, 전신을 포함한 신체 모든 제성질의 총합이다」

  浦本政三郎氏
- 「체력은 인간의 활동기초가 되며 정신적, 신체적 능력이다」

  福全邦三氏

또한 후자의 경우는 다음과 같다.

- 「체력은 신체를 운동시키고 작업시 나오는 신체의 힘이다」

首藤一夫氏

- 「체력이란 사람이 일상생활이나 예측할 수 없는 사태에 여유를 갖고 대응하기 위하여 끊임없이 보존시키는 작업력 및 저항력이다」

일본체육학회 체육측정평가 전문분과회에서는 정의하고 있다(1967년).

간단히 서술하자면 광의의 해석이든 협의의 해석이든 체력은 운동의 기초능력이라 할 수 있다. 그리고 체력을 효과적으로 구사하는 수단이 곧 기술이 되고 신체에 이미 터득되어진 체력 및 기술을 최대한으로 하여 그 능력을 발휘시키는 것은 정신력과 관련된다. 이렇게 체력, 기술, 정신력의 3요소는 상호관련되어지며 체력을 근력적인 측면에서 대근육군의 일시적 발휘력으로 정의되어진 때도 있었지만 점차적으로 인간생명 전체로써 발휘되는 능력이나 활동력이라는 뜻을 내포하게 되었다. 다시 말해서 인간생애의 전체 활동량이며 동시에 심신능률을위한 총화라는 관점에서 체력이란 용어가 사용되어진다는 것이다. 또한 체력이란 용어는 그 목적론의 진화와 방법론적 분화에 따라 활용이 달라진다.

미국에서는 일반적으로 「Physical fitness」라는 말을 많이 사용하는데 이것은 신체적성이라 번역되며, 우리나라에서는 체력이라는 용어로 사용된다. 각각의 용어가 뜻하는 것이 꼭 일치하지는 않더라도 그 내용면에서는 별 상이점이 없는 듯 하다. 건강이라는 것이 인간활동을 원할하게 수행할 수 있는 심신상태 혹은 자신의 충분한 체력발휘 상태임에 대하여 체력은 인간활동의 질적 및 양적수준에 관한 개념이라 하겠다. 이렇게 보았을 때 체력에는 힘과 능력을 발휘할 수 있는 요소가 포함되어 있으므로 체력과 건강은 구분되어진다. 세계보건기구(WHO)에서는 「체력이란 주어진 상태에서 근육운동이 요구되는 작업을 만족스럽게 수행하는데 필요한 능력」이라 하였다. 그렇다면 체력이란 제공된 작업에 대한 효과적 수행능력이지 기능(skill)은 아니다 라고 할 수도 있는데 그러나 운동기능 향상에는 체력이 우선됨이 절대 필요하다는 사실을 알아야 한다. 그러므로 운동기능 향상을 위해서는 운동과 체력의 관계를 충분히 이해해야만 한다.

2) 체력의 분류

체력은 여러가지 요소로 이루어져 있으며 사람의 행동에 직접 관련된 행동체력과 방위체력으로 분류되어진다. 행동을 일으키는 직접적인 원동력은 근육의 수축력이며, 여기에는 근력(정적근력 · 동적근력)과 근력의 시간인자를 특히 고려하지 않고 1회 내지 수회의 시행에 의해 얻어지는 최대치를 나타낸다. Power는 근수축에 의해 이루어지는 일량을 소요된 시간으로 나눈 것이며, 큰 운동량을 가능한한 빨리 발휘하는 능력이다.

$$\text{P(파워)} = \frac{\text{F(힘)} \times \text{D(움직인 거리)}}{\text{T(소요시간)}} = \frac{\text{W(실시한 작업량)}}{\text{T(소요시간)}}$$

속도를 문제시하지 않고 무거운 것을 들어올릴 때에나 차를 밀 경우에는 근력이 중요한 요소가 되지만, 빨리 달리거나 멀리 물건을 던지거나 혹은 높이 뛸 때에는 Power가 중요한 요소가 된다. 따라서 대부분의 스포츠에서는 근력보다도 Power가 우선 요구된다. 근력은 근육의 횡단면적에 비례하며, 이노가이(猪飼)에 의하면 $1cm^2$에 대하여 6.4kg 전후라고 한다.

즉, 큰 근력을 발휘하기 위해서는 근육의 비대가 필요하며, 근력 트레이닝은 전력에 가까운 강한 힘을 발휘하여 실시되기 때문에 필연적으로 현저한 근육의 비대를 동반한다. 이에 대하여 Power는 비교적 적은 힘으로 될 수 있는 한 빨리 근육을 수축시킴으로써 효율적으로 트레이닝 되어진다. 여기에서 근력을 높여도 Power는 반드시 높아지지 않는다는 것을 알아야 한다. 운동을 지속하는 능력에는 근지구력과 전신지구력이 있다. 근지구력은 최대 근력의 1/3의 힘을 몇 번 반복할 수 있는가에 의해 측정되어진다.

이노가이(猪飼)에 의하면 보통사람은 최대 근력의 1/3의 힘을 1초에 1회의 비율로 반복했을 경우 약 60회를 계속할 수 있다고 한다. 근지구력은 근육의 두께나 근력의 크기에는 관계가 없고, 근육의 질에 관계한다. 특히 근육의 모세혈관의 발달상황이 이에 크게 관여하고 있어서 모세혈관이 발달되어 있는 사람일수록 근지구력이 강하다. 근육이 1회 내지 수회 수축할 때에는 무산소 에너지가 사용되기 때문에 산소의 공급은 필요하지 않다. 그러나 수축을 수십 회 이상 반복하기 위해서는 유산소 에너지가 필요해지기 때문에 근육에 산소를 충분히 공급해야 할 필요가 있다. 모세혈관의 발달은 근육에 대하여 산소의 공급을 활발하게 해서 근지구력을 높여준다.

전신지구력은 격렬한 전신운동을 장시간(5분 혹은 그 이상) 계속할 수 있는 능력을 말한다. 이 경우에 이용되는 에너지가 주로 유산소 에너지이기 때문에 전신 지구력에는 유산소 능력이 크게 관계하고 있어 이것이 크면 클수록 전신지구력이 크다.

유산소 능력에는 호흡, 순환, 혈액 등의 산소운반 능력과 조직의 산소 이용능력이 관계하고 있다.

〈표 5-1〉 체력의 분류

<table>
<tr><td rowspan="7">체력</td><td rowspan="3">행동체력</td><td>1. 행동을 일으키는 능력</td><td>(1) 근력(근기능)
(2) 근 Power(근기능)</td></tr>
<tr><td>2. 행동을 지속하는 능력</td><td>(1) 근지구력(근기능)
(2) 전신지구력(호흡·순환기능)</td></tr>
<tr><td>3. 행동을 조절하는 능력</td><td>(1) 평형성(신경기능)
(2) 민첩성(신경기능)
(3) 교치성(신경기능)
(4) 유연성(관절기능)</td></tr>
<tr><td rowspan="4">방위체력</td><td>1. 물리화학적 스트레스에 대한 저항력</td><td>한냉, 서열(署熱), 저산소, 고산소, 저압, 고압, 진동, 화학물질 등.</td></tr>
<tr><td>2. 생물적 스트레스에 대한 저항력</td><td>세균, 바이러스 이외의 미생물, 이종단백(異種蛋白) 등.</td></tr>
<tr><td>3. 생리적 스트레스에 대한 저항력</td><td>운동, 공복, 구갈(口渴), 불면, 피로, 시차 등.</td></tr>
<tr><td>4. 정신적 스트레스에 대한 저항력</td><td>불쾌, 고통, 공포, 불만 등</td></tr>
</table>

(1) 행동체력

일반인에 있어서 어떤 체력요소가 어느 수준에 있다면 좋을까 하는 것은, 행동체력의 경우에는 방위체력 이상으로 일률적인 답변을 구하기가 어려울 것이다.

이노가이(猪飼)는 사람의 체력수준에 대하여 다음 3단계가 생각된다고 하였다.

첫 번째는 인간 체력의 최고치로서 이것은 스포츠경기에 있어서 세계적인 성적을 올리는데 필요한 체력이며, 인류 최고의 Performance로써 가치가 있는 스포츠맨의 목표이다.

두 번째는 직업의 수행능력을 기준으로 한 체력이다.

이노가이(猪飼)는 "하루의 일을 끝내고 집에 돌아왔을 때 피로에 지쳐서 조금의 여유도 없다면 자신의 생활은 극히 나약한 것이다"라고 하였다.

세 번째는 운동부족에 의해 호흡 · 순환계 등에 장애가 생기는 것은 어느 수준인가라고 하는 점으로부터 본 체력수준이다.

이 분류에 대하여 생각해 보면 제1단계는 말할 것도 없이 스포츠맨의 목표이지 일반인의 목표는 아닌 것이다.

그리고 3단계는 건강을 유지하기 위해 필요한 체력이기 때문에 모든 사람이 필요로 하는 체력임에는 틀림없지만 단지 질병에 걸리지 않는다고 하는 것만으로는 활동적인 생활에 충분하지 않기 때문에 이 수준의 체력은 필요조건이지만 충분조건이라고는 할 수 없다.

그러므로 일반인이 원하는 체력수준은 2단계의 것이라 하겠다.

이것은 직업에 관련하여 규정된 것이지만 좀더 폭넓게 생각하여 직업을 포함한 일상생활에 지장을 가져오지 않는 체력으로 보기로 한다.

이와 같은 체력수준이 어떤 것이냐 하면 그 사람의 직업에 따라서도 다르고 체력, 신체적 소질, 성별, 연령 등에 의해서도 당연히 달라지며 또 그 사람이 목표로 하는 여가의 활용방법과 인생관에 의해서도 달라지게 된다.

직업이 체력을 요구하거나 여가에 스포츠를 즐기고자 하는 경우라면 당연히 높은 수준의 체력이 필요해지고 그와는 반대로 경우에 따라서는 비교적 낮은 체력으로도 생활에 지장을 받지 않을 것이다.

(2) 방위체력

방위체력은 건강과 생명을 유지하는 능력이기 때문에 강하면 강할수록 좋은 것이다. 적어도 일상적인 생활 속에서 빈번히 닥치는 환경변화나 스트레스 등에 대하여 충분한 적응력과 저항력을 갖추는 것이 최소한 필요한 것이다. 일상생활에서 경험하는 정도의 더위와 추위, 다소의 바이러스와 세균의 체내침입, 피로가 1일 정도 누적된 상태에서의 단식과 갈증, 시차, 다소의 이물섭취 등에 대하여 인간의 신체는 충분히 그것을 견디어 낼 수 있는 능력이 있다.

그러면서도 인간은 냉난방의 보급 등으로 자연환경의 변화로부터 인공적으로 보호되어 일상생활에서 만나는 환경보호는 점점 쾌적한 범위로 축소되어지며 공중위생적 시책은 생체에 대한 생물학적 침습과 스트레스를 가능한한 제거 혹은 감소시키는 방향으로 진행되고 있다.

"보다 쾌적하게"라고 하는 시대의 요청이 더 강해지면 일상적으로 만나는 환경변화와 침습은 점점 경미한 것이 되어 거기에 대한 인체의 적응력과 저항력도 점점 약해져가는 악순환이 일어나 인류는 잘 보호된 환경에서밖에 생존할 수 없는 나약한 존재로 되어간다.

이와 같은 경향은 생물학적 퇴화로 해석할 수 있으며 인류의 장래를 장기적인 시야로 볼 때 심각한 문제로까지 생각된다. 즉 스트레스와 침습에서부터 벗어나 쾌적한 생활을 추구하는 것이 곧 자신을 약화시키고 퇴화시킨다는 것을 인식할 필요가 있다.

또한, 하루 중 일부시간을 할당하여 무엇인가 시련을 자신에게 적극적으로 부과함으로써 체력을 유지하고자 노력하는 것도 중요하다.

시련은 인간의 방어기서(放御機序)에 대한 자극이며 이 자극에 의하여 방어기서는 강화되어 적응력과 저항력이 강해지기 때문이다.

방법은 여러가지가 있다.

그중에서도 가장 일반적으로 누구든지 가볍게 행할 수 있는 것이 운동이다. 땀을 흘리며 운동하는 것은 스트레스임과 동시에 즐거움이며 이것이 체력향상과 건강유지에 직결되는 것이다.

2. 건강

1) 건강의 개념

오래전부터 건강에 대하여 많은 사람들이 다음과 같이 정의를 논하였다.

첫째, 건강이란 질병이 없는 상태이다 <소박한 개념>.

둘째, 건강이란 단순히 질병이나 이상이 없다는 것 외에 신체적, 정신적으로 또 사회적으로 좋은 상태에 있음을 말한다 <세계보건기구 (WHO) 개념>.

셋째 건강이란 신체적, 정신적, 사회적, 정서적, 그리고 영적 안녕상태에 도달하는 것이다<현대의 개념>.

넷째 건강이란 환경에 적응하고 또 그 사람의 능력을 충분히 발휘할 수 있는 상태를 말한다.

여기에서 넷째 견해에는 질병이라든가 이상이라고 하는 말이 언급되지 않았다.

질병이 있다면 대부분의 경우에는 무엇인가 기능저하를 가져오며 그 사람이 갖고 있는 능력을 충분히 발휘할 수 없게 되고 환경에 적응할 수 없으므로 건강을 해치게 된다. 그러나 일반적으로 질병은 건강상의 마이너스(minus)인자이기는 하지만 질병이 존재한다고 해서 반드시 건강하지 않다고는 할 수 없다. 즉 네번째 견해에서는 약간의 신체적인 결함이나 이상의 존재는 건강과 무관함을 나타내며 이렇게 볼 때 질병의 유무보다는 환경에 잘 적응하고 생명활동을 지장없이 지속할 수 있는 것이 더욱 중요하다 하겠다. 다시 말하면 환경을 생각하는데에는 질병의 유무를 초월하여 평가되어야 한다는 것이다. 이렇게 볼 때 진정한 건강이란 신체 뿐 아니라 정신과 우리 주변의 다른 사람들과의 상호작용 능력까지도 포함한다는 것이다.

2) 건강과 삶

인간은 본능적으로 가능한 오래 살고 싶어 한다. 따라서 인간의 역사가 시작되면서 현재까지 무수한 장수법이 개발되어 왔으며, 모든 사람들이 장수를 위해 끊임없는 노력을 경주하고 있다. 최근 인간의 평균수명이 80세 정도에 이르게 되면서 사람들은 이것을 기뻐한다. 그러나 永野正史(마사시 나가노, 1997)에 의하면 인간의 잠재적 수명은 90~95세 정도가 된다고 한다. 여기에 앞서 春山茂雄(하루야마 시게오, 1996)는 인간의 수명은 이보다 훨씬 긴 120~125년이라고 하였으며, 이것은 뇌의 발육기간을 근거로 산출한 수치 즉, 인간의 뇌는 대개 25살까지 성장하는데 일반적으로 한계수명은 뇌성장 기간의 5배이므로 25×5=125년이라는 기간이 산출된다는 것이다.

또 생물학적 견지에서 보면 인체 기관의 최장수면은 120년 정도이고 이 세상에 있는 포유 동물은 골격이 완전히 자라날 때까지 걸리는 시간의 7배를 살 수 있다고 하며, 이것을 "7배법칙"이라고 하였다(강분석, 2001). 하지만 대부분의 사람들이 자신의 수명을 다하지 못하고 사망에 이르는 것은 생물체에 부여된 그 몫을 일부분 잃어버리는 것과 같다. 100세 이상 장수하는 사람이 늘어나기는 했지만 그렇다고 그 사람들이 오랜 삶을 사는 것이 아니라 자신들의 수명을 찾아가고 있는 것이며, 오히려 짧은 삶을 마치는 사람들의 어딘가에 수명을 단축시키는 원인이 있다.

그 원인은 대부분 생활습관에서 비롯되며, 장수를 불가능하게 만드는 최대의 적은 성인병이라 하겠다. 성인병이라는 것은 의학용어가 아닌 행정용어이며, "성인이 걸리는 질병"을 가르킨다. 그리고 이 성인병은 좋지 않은 생활습관에서 초래되는 "생활습관병"이라고 한다.

의학이 고도로 발달한 현대에서도 각종 성인병은 좀처럼 줄어들지 않으며 오히려 증가하고 있는 실정인데 어쩌면 이것은 당연한 현상일지도 모른다. 성인병은 만성질환의 일종이기 때문에 아무리 퇴치하려 노력해도 큰 효과를 기대하기는 어렵다.

왜냐하면 성인병의 원인 중 대부분이 누적된 스트레스 즉 정신건강의 질환에서 비롯되는 경우가 많기 때문이다. 그런데 서양의학은 질병부위만 치료하고 가장 중요한 정신의 안정은 소홀히 다루어 왔으며 이것은 너무나 당연한 것인지도 모른다. 그것은 병이 생긴 국소(局所)를 진단하기는 쉬워도 마음을 판단하기는 어렵기 때문이다. 그러나 앞으로는 뇌생리학의 발달로 마음의 변화를 상당 부분까지 해명할 수 있게 될 것으로 기대된다.

여기에서 짚고 넘어가야 할 부분이 있다.

인간 삶의 가치면에서 볼 때 오직 장수만이 첩경은 아닐 것이다. 오래 살기 위한 건강의 필요성도 중요하지만 그보다도 살아가는 동안 삶의 질을 높이기 위하여 더욱 건강하려고 노력하는 것이 더욱 더 중요하다. 건강은 시대적 · 사회적 배경에 따라 그 정의를 달리해 왔으며 앞으로도 계속적인 변천을 보일 것이다. 현대사회에서의 건강은 "신체적, 정신적, 사회적, 정서적, 영적 안녕에 대한 완전한 상태일 뿐만 아니라 몸에 질병이나 손상이 없는 상태"라고 정의할 수 있다.

인간이 건강한 삶을 유지하기 위해서는 위생적인 생활을 해야 하는데 위생적 생활이란 충분한 휴식, 적절한 영양섭취, 적당한 운동을 하면서 올바르게 생활함을 의미한다. 여기에서 중국에서 유래된 기공요법을 소개하자.

기공이란 기(氣)를 단련한다는 말로써 기공을 수련하는 것을 연공이라 한다.

연공에는 세 가지 기본적인 요소가 있는데

첫째, 신체를 바로 잡고 바르게 움직이는 방법을 배워서 실천 하는 조신(調身).

둘째, 올바른 호흡법과 호흡조절법을 배워서 실천하는 조식 (調息).

셋째, 마음을 평온하게 하고 의식을 효과적으로 운용하는 방법을 배워서 실천하는 조심(調心)이 그것이다.

기공의 특징은 이 세 가지를 각각 분리하는 것이 아니라 상호보완적으로 동시에 진행하여 보다 좋은 효과를 얻는데 있으며, 조신 · 조식 · 조심은 모두 기의 보충과 순환, 기의 강화와 운용을 위한 구체적인 수단이 된다. 질병의 발생원인이 그릇된 생활방식에서 초래되고 또한 정서의 불안도 많은 부분을 차지하고 이로 인해 인간의 생리기능에 이상이 생긴다고 볼 때 조신 · 조식 · 조심의 세 가지 기본요소를 철저히 실천함은 건강한 신체와 직접적으로 관련된다.

현대사회는 점차 감염성 질환이 퇴치되어 가고 있는 반면에 퇴행성 질환은 더욱 만연되고 있으며, 대부분의 퇴행성 질환은 휴식없는 작업으로 인한 피로, 부적절한 영양섭취, 운동부족 등에 기인한다. 피로는 복합적 현상으로써 기능활동에 영향을 미치므로 반드시 회복시켜야만 하며, 신경근육계가 정상인 사람은 과로로 연장되는 경우가 드물어 그다지 염려할 정도는 아니지만 아무튼 피로에 지칠 정도에 이르는 신체활동은 오히려 해로우므로 주의해야 한다. 음식물 섭취에 있어서는 지방이 성인병의 커다란 원인으로 나타나며 여기에 스트레스가 겹쳐지면 대부분 질병의 영향권에 들어가게 된다. 그런데 현대사회는 이 두 가지가 쉽게 누적될 위험이 많기 때문에 어쩔 수 없이 성인병 증가의 가능성은 높아질 수밖에 없는 것이다. 그렇다고 비만을 염려하여 먹고 싶은 음식을 못 먹으면 그 자체로도 스트레스가 쌓여 노화나 성인병의 원인이 된다. 이러나 저러나 문제는 있는 셈이다. 따라서 운동을 통한 근육형성으로 지방을 연소시키는 것이 가장 바람직하다.

운동부족은 각종 신체적 · 정신적 질환을 유발시키는 반면에 운동을 규칙적으로 행하는 사람은 체력을 육성함으로써 질병에 대한 저항력을 길러 건강한 생활을 영위하는데 절대적인 도움을 제공한다. 아무튼 인간에 있어서 건강보다 더 중요한 것은 없으므로 이를 위한 시간을 우선적으로 할애해야 할 것이다. 그리고 이 시간은 운동과 관련되어야만 한다.

3) 운동의 효과 및 건강

운동을 규칙적으로 장기간 지속적으로 반복하면 생리적 기능이 변화되고 질병에 대한 저항력이 증대하고 정신건강에도 긍정적인 효과가 나타난다. 여기에서 생리적 기능의 변화란 조직에서의 생화학적 변화와 호흡, 순환계 기능의 변화 등 운동능력의 변화를 말한다. 그리고 정신건강이란 단지 정신질환에 걸리지 않는 것만을 하는 것이 아니라 주어진 환경에 적응하여 여러가지 어려움을 극복해 나갈 수 있는 건전하고 균형잡힌 성격과 안정된 정서를 의미한다.

(1) 트레이닝의 생리적 효과

트레이닝 계획을 장기간에 걸쳐서 실행하면 에너지 생산능력과 운동수행 능력을 향상시키는 생리적 변화가 나타난다.

생리적 변화는 조직수준에서 일어나는 생화학적 변화, 산소운반계를 포함한 순환과 호흡계에서의 변화 그리고 신체구성 성분, 콜레스테롤, 열순환 능력 등의 변화로 구분하여 살펴 볼 수 있다. 생화학적 변화에 있어서 세포 혹은 조직에서 나타나는 트레이닝의 효과는 유산소성 변화, 무산소성 변화 그리고 적근과 백근의 상대적 변화로 분류할 수 있다. 호흡·순환계의 변화에 있어서는 트레이닝에 의하여 주로 산소공급계에 영향을 미치는 요인의 여러가지 변화를 살펴봄으로써 알 수 있다.

산소공급계라고 함은 순환기, 호흡기 그리고 조직의 여러 요소를 말하며, 이의 공동목표를 수행하기 위하여 함께 활동하게 되는데 그 목적은 활동근에 산소를 공급하는 것이다. 호흡순환 기능의 변화는 휴식상태와 최대하운동시의 변화로 분류할 수 있다. 그리고 기타 여러가지 트레이닝에 의하여 호흡순환계에서의 생화학적 변화 이외에도 다른 중요한 변화를 일으키는데 그것은 신체구성 성분, 혈중 콜레스테롤과 트리글리세리드의 수준, 혈압, 열순환 능력 등과 관련된다.

(2) 운동과 건강

인간이 건강한 생활을 영위하기 위해서는 정신적 건강과 신체적 건강이 같이 병행되어야 한다.

정신적으로 불안한 상태는 신체적 건강을 지속시킬 수 없고 신체적으로 불완전한 상태가 정신건강을 유도할 수 없다는 것은 이미 주지의 사실이며, 역으로 해석하면 정신의 상태가 신체운동에 영향을 미치고 신체상태는 정신작용에 영향을 주는 것으로 이것이 심신의 상관관계이다. 따라서 정신적 건강은 신체를 떠나서 존재할 수 없고, 신체적 건강 또한 건전한 정신을 바탕으로 한다는 것을 알 수 있다. 그러므로 운동훈련 과정에서 심신을 같이 조화시키면서 체력과 운동능력을 향상시켜야 한다. 즉 운동은 질병에 대한 저항능력이 저하되지 않는 범위내에서 이루어져야 하며, 정신건강에도 좋은 영향을 제공해야만 한다.

가벼운 강도의 규칙적인 운동을 지속적으로 행하면 각종 질병에 대한 저항력 즉 전반적인 면역기능이 활성화되는 것으로 알려져 있다. 운동을 적용한 쥐에게 암을 유발하는 세균을 주입했을 때 항체반응의 활성화에 의해 암의 성장이 억제되었다는 연구보고도 있다. 그러나 강도가 높은 운동은 면역기능에 부정적인 영향을 미쳐서 면역기능이 저하되어 질병의 감염률이 높아지는 것으로 알려져 있다.

많은 연구결과는 가벼운 운동을 규칙적으로 반복하면 심혈관계 질환을 감소시키고, 성인병 위험인자인 지단백(LDL)을 제거하며, 체중감량 스테미너 항진, 안락감 유지(엔돌핀 관련설), 잔병치레 감소 등 건강에 많은 잇점을 얻게 되지만 지나치게 높은 강도의 운동 또는 거의 탈진상태에 이르는 지구성 운동은 오히려 면역기능의 저하를 초래한다는 점에서 공통된 결론을 제시하고 있다.

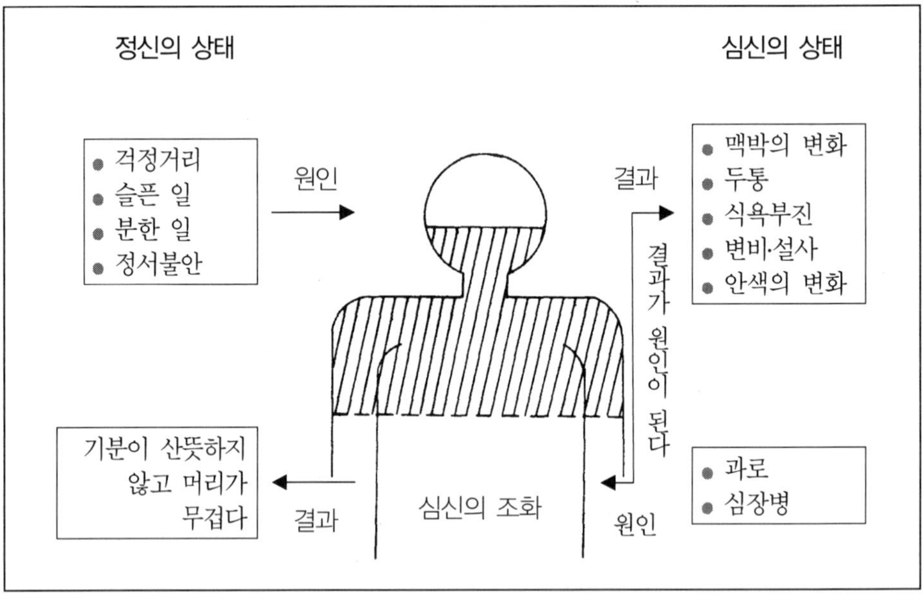

[그림 5-1] 신체와 정신과의 관계

여기에서 우리는 운동선수와 일반인의 운동강도와 시간은 구분되어야 함을 알 수 있으며 최대운동을 수행했을 경우에는 면역기능이 정상적으로 회복되는데 20시간 이상이 소요된다는 점을 참작하여 다음 운동까지의 회복시간을 결정하여야 한다는 것이다. 이제는 가벼운 운동을 규칙적으로 행하면 면역기능이 전반적으로 활성화되는 것을 이해할 수 있다. 또한 가벼운 운동을 규칙적으로 행하면 불안감을 감소시킬 뿐만 아니라 인내심을 발달시키며, 일반적으로 정서적 건강에도 유익하다는 연구가 있다. 이러한 심신일원론적 개념은 실제로 운동을 하여 땀을 흘리고 나면 심신이 가벼워지는 경험으로 보아 틀림없는 사실로 믿어진다.

Greist등은 12주 동안의 운동이 어떤 심리요법보다도 우울증 감소에 효과적이었다고 하였으며, 운동생리학자 Devries도 이에 동의하는 연구결과를 보고하였다. 또한 시카고 대학 연구팀은 운동이 긴장감과 스트레스 해소에 효과가 있다고 하였으며, Morgin과 Pollock은 규칙적인 운동을 시작한 후 20주 부터는 정신적인 자부심이 뚜렷하게 향상된다고 하였다.

그러나 운동이 뇌를 어떻게 작용시키기 때문에 정신건강에 유익한가에 대한 정확한 정설은 부족하지만 지금까지 보고된 몇 가지 연구결과는 다음과 같다.

① 운동을 하면 뇌조직으로 가는 혈액순환에 관련된 산소량이 증가하므로 편안한 느낌을 갖는다.

뇌에 있는 굵은 혈관이 막히면 뇌경색(cerebral infact)이라고 하는 뇌의 동맥이나 정맥의 폐색으로 인해 허혈성 괴사가 일어나는 현상이 일어나고 가느다란 혈관이 막히면 기억상실 및 치매현상이 일어나게 된다. 따라서 뇌에 있는 혈관이 순환이 잘 된다 함은 허혈성 괴사 및 기억상실 그리고 치매현상을 예방하는 것이 된다.

혈액순환이 방해받아 혈관이 수축된다면 너무나 엄청난 피해가 찾아온다. 혈액순환의 방해 요인 중 가장 큰 두 가지 이유는 하나가 스트레스이고, 또 하나는 콜레스테롤이나 중성 지방 등에 의한 것이다. 그러나 넓은 의미에서 보면 혈관수축의 물리적 이유는 스트레스에서 기인된다 하겠다. 혈관이 수축되면 당연히 혈압이 오르고 혈액순환은 나빠진다.

뇌세포를 건강하게 유지하려면 혈액순환을 원할하게 하여 산소와 영양분을 각 세포에 효과적으로 공급해야 하는데 혈압이 높다는 것은 역으로 혈관이 수축되거나 혈액순환이 정체된다는 것을 의미하므로 그만큼 뇌건강에는 마이너스(miners)인자가 된다. 한마디로 혈관의 수축은 뇌건강을 해치는 적신호가 되는 것이다.

② 운동은 수면섭취를 도와준다.

피로는 심신에 대한 복합적 현상으로써 기능활동에 영향을 미치므로 그 회복은 매우 중요한 의미가 있다. 반복적 자극에서 근육반응이 감소될 때 이것은 생리적으로 정상적인 반응으로 볼 수 있으며 운동신경의 잠재적 능력 폭이 감소되는 현상이다. 만일 걷기나 조깅 등의 신체활동을 장시간 지속적으로 행하였을 때에 근육반응이 감소하여 전신에 근피로가 엄습할 때도 있겠으며, 신경근육이나 심폐기능 장애에 관련된 질병에 관련된다면 그 피로는 더욱 빨리 찾아오거나 또한 일정한 간격으로 찾아온다. 대개는 아침에 휴식을 얻은 상태에서는 신체활동이 활발해지고 오후가 되면 극히 피로한 상태가 되어 있다가 저녁 무렵이면 다시 피로가 감소되면서 회복을 보인다. 여기에서 인간은 수면이 피로회복의 가장 좋은 방법이라는 것을 알아야겠다.

인간이 극히 피로하여 나약한 존재가 되었을 때에는 그 어떤 회복방법 보다도 수면을 섭취하는 것이 가장 좋은 방법일 수 있다. 밤에 수면을 취하고 나면 아침에 기력이 생기는 것은 누구나 경험한 바 있을 것이며, 피로한 상태에서는 누워만 있어도 회복을 읽을 수 있다는 것은 곧 수면과 휴식이 피로회복의 지름길이라는 것을 말해준다. 그러나 여기에서 알아야 할 사항은 피로에 지친 신체가 아니라면 완전한 수면과 휴식보다는 오히려 가벼운 운동을 행하는 것이 오히려 피로회복을 빠르게 할 수 있다는 점이다.

③ 욕구수준이 높아진다.

Maslow박사에 의하면 인간은 다섯가지 욕구가 있는데 이것이 없으면 생존의 의미가 없다하겠다.

여기에서 말하는 다섯 가지 욕구는 다음과 같다.

㉮ 생리적 욕구.

㉯ 안전 욕구.

㉰ 애정과 소속감에 대한 욕구.

㉱ 인정 및 존중 욕구.

㉲ 자아실현의 욕구.

이 다섯 가지 욕구는 계단을 차례로 올라가 듯 낮은 차원의 욕구에서 점차적으로 높은 차원의 욕구를 향해 단계적으로 올라간다. 여기에서 뇌는 다섯 가지 욕구에 관계되는 모든 활동에 중대한 역할을 담당한다.

Maslow박사의 다섯 가지 욕구설은 모두 본능적인 행동의 형태로 나타나는 것이며, 이것은 의지력으로 억제하지 못하는 원시적 충동이라 하겠다. 즉, 가장 기본적인 욕구는 생리적 욕구로 배고픔, 목마름, 수면, 성욕 등이며, 그 위에 안전 욕구인 정서적, 신체적 안녕을 추구하고 그 다음에 애정과 소속감에 대한 욕구가 발현된다고 한다. 그러면 이제는 자존심을 지키고 동시에 남에게 인정받고 싶어하는 욕구가 나타나게 마련이며 우월감, 확신, 실적, 자립심 등 모든 요소가 관련된다. 또한 인간의 욕구는 여기에서 끝나지 않는다.

자아실현의 욕구가 그것이며 인간은 여기에서 어떤 한계성에 도전하기 보다는 경계를 터놓으려는 쪽으로 기울어진다. 낮은 수준의 욕구보다는 한 차원 높은 수준의 욕구가 보다 더 인간의 만족도나 쾌감의 정도를 훨씬 높여주는 것은 자명하다. 여하튼 인간은 운동을 통하여 만족감과 쾌감을 느끼며 이것은 한 차원 높은 인간의 욕구와 관련된다.

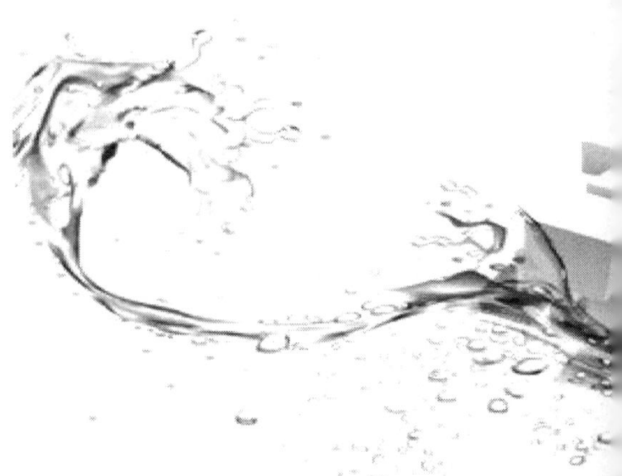

제6장 운동처방의 원리

1. 심폐지구력
2. 심박수에 의한 운동처방
3. RPE에 의한 운동처방
4. MET에 의한 운동처방
5. 운동의 단계
6. 운동시간
7. 운동빈도
8. 신체구성
9. 유연성
10. 근력과 근지구력
11. 준비운동, 주운동 및 정리운동
12. 환경적 요인
13. 프로그램 감독

제6장 운동처방의 원리

운동처방은 운동형태, 운동강도, 운동시간, 운동빈도 및 운동단계로 구성된다.

이들 다섯 가지 구성요소는 연령, 최대운동 능력, 질병의 유무에 관계없이 모든 사람의 운동프로그램에 적용되는 것이다.

운동처방이 얼마나 효과적으로 이루어지느냐 하는 것은 운동부하검사의 정확성 여부에 달려있으며, 여기에는 심박수, 심전도, 혈압, 최대운동 능력의 측정이 포함된다.

때문에 본장에서는 체력의 건강관련 요소인 심폐지구력, 신체구성, 유연성, 근력 및 근지구력을 향상시키기 위한 운동처방의 일반원리를 살펴보고자 한다.

1. 심폐지구력

미국 스포츠의학회(ACSM, American College of Sports Medicine)에서는 비증상 성인에 대한 기존의 운동처방 관련 연구결과를 토대로, 심폐지구력과 신체구성의 향상 및 유지를 위한 운동의 질과 양에 대해서 다음과 같이 권장한 바 있다(Med Science Sports Exercise 10 : Ⅶ~Ⅹ, 1978).

ㅇ 운동형태 : 대근군을 사용하고, 장시간동안 행하는 본질적으로 리드미컬한 유산소운동. 예를 들어 달리기-조깅, 걷기-하이킹, 수영, 스케이트, 자전거 타기, 노젓기, 크로스컨트리 스키, 줄넘기 및 각종 지구력 운동.

○ 운동강도 : 최대 심박수의 65~90% 또는 최대산소섭취량(최대운동 능력)
○ 운동시간 :15~16분의 지속적 또는 간헐적 유산소 운동시간은 운동강도의 영향을 받는다. 강도가 낮은 운동은 상대적으로 장시간 동안 행하고 지구력운동은 오랫동안 행하는 운동 프로그램에 적합하다. 오랫동안 지속되는 낮은 강도에서 중간정도 강도의 운동은 비운동선수 성인에게 적합하다. 왜냐하면 높은 강도의 운동은 위험성이 잠재해 있고 운동에 대한 집착력을 저해할 수 있기 때문이다.
○ 운동의 빈도 : 주당 3~5일
○ 운동의 단계 : 대부분 총운동량은 운동의 효과가 나타남에 따라 증가되어야 하며 지속적 운동의 경우 운동효과는 운동강도, 운동시간 또는 양자의 결합에 의해서 발생한다.

가장 뚜렷한 운동의 효과는 운동프로그램을 시작한지 6~8주 후에 나타난다. 그리고 운동효과는 참가자의 개성, 새로운 운동부하검사 결과, 운동능력을 고려한 조정에 의해서 발생하기 때문에 전문의, 운동프로그램 관리자, 운동전문가, 건강체력지도자, 또는 건강체력관리자는 수시로 운동프로그램을 수정해야 한다.

운동처방의 원리는 참가자가 정상인이든 비정상인이든 큰 차이는 없으며 다른 점이 있다면, 높은 강도 대 낮은 강도, 긴 시간 대 짧은 시간, 매일 운동 대 주당 3일 운동, 운동중단을 결정하는 증후학(symptomology)의 활용 등과 같이 원리를 적용하는 방법이다. 활동적인 정상인에 대한 운동강도와 운동시간의 수정은 위험성도 없고 간단한 일이지만 비활동인, 노약자에 대한 운동처방의 수정은 매우 어렵다.

운동에 관련된 위험도는

1) 일상생활과 운동시의 운동강도 격차
2) 연령
3) 최대운동 능력
4) 건강상태
5) 관상동맥성 질환의 위험인자
6) 증후 등에 달려 있다.

1) 심폐지구력 운동

운동처방의 목적은 최대운동 능력을 향상, 유지시키는데 있다. 이 목적을 달성하기 위해서는 운동과정의 상당 부분을 유산소 지구력 운동에 할애해야 한다. 지구력 운동은 크게 두 가지 그룹으로 구분할 수 있다.

○ 지구력운동

심박수 변화가 거의 없는 운동 : 걷기, 조깅, 달리기, 수영, 자전거 타기, 크로스컨트리 스키, 스케이트

운동강도가 일정하지 않는 운동 : 댄스, 피겨스케이트, 등산, 각종 게임(game)과 스포츠

운동강도의 세심한 조절이 필요한 운동프로그램의 초기단계에서 심박수 변화가 거의 없는 운동을 지속적 운동으로 할 것인지 간헐적 운동으로 할 것인지 하는 것은 각 개인의 체력수준과 취향에 달려있는 것이다. 이같은 운동은 참가자가 단위시간당 많은 에너지를 소비할 수 있기 때문에 운동프로그램의 모든 단계에서 유용하다.

운동강도가 일정하지 않는 운동은 즐거움을 제공하고, 근심, 공포 및 권태로부터 해방시킨다. 이러한 운동은 참가자가 최소한 5METs의 운동강도에 도달하고, 운동지도자가 참가자의 생리적 및 심리적 반응에 익숙해졌을 때부터 시작해야 한다. 비활동인 또는 다수의 위험인자를 가진 사람이 수정되지 않은 경쟁적인 운동에 참가하는 것은 바람직하지 못하다. 비활동적인 참가자가 게임 운동에 참가하기 위해서는 보통 6~8주의 적응기간이 필요하다.

2) 운동 강도

운동프로그램을 작성하는데 가장 어려운 문제는 적절한 운동강도를 처방하는 일이다. 그 이유는 운동처방이 개별적으로 행해지고, 운동강도가 그 상한선을 넘지 않도

록 해야만 되기 때문이다. 운동강도는 최대 운동능력의 %로 표시되며, 각 개인의 운동 중 유지할 수 있는 최대운동 능력의 %는 상당히 다르게 나타난다.

예를 들어 마라톤 선수는 최대운동능력의 80%를 2시간 동안 유지할 수 있지만 비운동선수가 80%의 운동강도로 운동을 하면 수분내에 지쳐버린다. 때문에 일정한 운동강도를 유지할 수 있는 개인차는 운동처방에 반드시 고려되어야만 한다. 그리고 운동강도는 최대운동 능력의 85%를 초과하지 않고 50%에 미달하지 않도록 처방되어져야 한다. 성인의 평균 운동강도는 보통 60~80%로 하는데 최대운동 능력이 낮은 참가자(심질환자를 포함)는 최대능력이 40~60%에서 운동을 시작하는 것이 좋다. 여기에서 운동시간은 개별적인 반응에 기초해서 경험적으로 설정되어야 하고 참가자는 운동 후 1시간 후에는 피로가 없는 편안함을 느껴야 한다. 그리고 운동강도는 심박수(HR), RPE, MET에 의해서 처방된다.

2. 심박수에 의한 운동처방

일반적으로 환경적인 조건, 생리적인 자극 또는 질병에 의한 방해가 없다면 심박수와 운동강도 사이에는 선형관계(linear relationship)가 존재한다.

각 개인의 심박수-운동강도 관계는 운동부하검사를 통해서 찾아낼 수 있다.

운동심박수를 결정하는 첫 번째 방법은 MET 또는 최대산소섭취량으로 표시한 운동강도와 운동심박수를 직접 연결하는 것이다. 최대심박수는 보통 가장 높은 운동강도에서 얻어 낸 심박수이다. 이렇게 하여 최대운동 능력의 일정한 %(보통 60~70%의 심박수)가 결정되는 것이며, 이것을 목표 심박수(target heart rate)라고 하는데 운동 중 운동강도를 조절하는데 사용된다. 목표심박수를 결정하는 두 번째 방법은 최대심박수와 휴식시 심박수의 차이(여유심박수)에 MET를 표시한 최대운동 능력을 기초해서 정한 %를 곱하는 방법이다.

이 방법에서는 최대운동 능력을 미리 알고 있다고 전제한다.

기초 운동강도는 여유심박수의 60%로 설정되고, 최대운동 능력에 비례해서 상향 조정된다. 따라서 최대운동 능력이 3~20 MET의 범위에 있는 사람에 대한 평균 운동강도는 다음과 같이 계산된다.

〈표 6-1〉 최대운동 능력과 여유심박수

최대운동 능력(MET)	여유심박수(%)
3	60+3=63
5	60+5=65
10	60+10=70
15	60+15=75
20	60+20=80

위에서 계산된 여유심박수 %를 여유심박수에 곱하고, 이 결과를 휴식시 심박수에 더하면 목표심박수가 구해진다.

최대 심박수	180
휴식시 심박수	− 60
	120
운동강도(여유심박수 %)	×0.70
	84
휴식시 심박수	+ 60
평균 운동강도	144

목표심박수를 결정하는 세 번째 방법은 최대심박수에 일정한 %를 곱하는 것이다. 만약에 최대심박수가 분당 180회이면, 목표심박수 180회의 70%로, 180×0.70=126회가 될 것이다.

목표심박수를 계산하는 첫번째와 두번째 방법은 비슷한 결과를 가져온다. 그러나 세 번째 방법으로 계산한 목표 심박수는 주어진 METs수준에서 15%가량 낮게 나오므로 이 방법으로 목표심박수를 계산할 경우에는 15%를 상향조정해야 한다.

위에서 살펴본 과정을 통해서 계산된 목표심박수는 대부분의 환경조건에서 실질적으로 모든 운동에 사용될 수 있다. 에너지 수요가 상하로 변동하는 간헐적 운동에서는 심박수가 처방된 목표심박수의 상하 10%내에서 변동하는 것이 허용된다. 그러나 운동 인터벌(exercise interval)을 포함한 전체 운동시간 동안의 평균 심박수는 처방된 수준과 같아야 한다. 심박수는 심전도, 원격 계기측정 또는 맥박측정으로 알 수 있다. 후자의 두 가지 방법은 측정실 밖에서 사용되는 방법인데, 맥박측정은 대규모 집단에 적합하다. 주운동 직후에 10초~15초 동안 잰 맥박에 6~4을 곱하면 운동심박수가 계산된다.

운동 직후에 잰 맥박수 10초 동안	×6	
15초 동안	×4	
30초 동안	×2	
60초 동안	×1	= 운동 심박수

3. RPE에 의한 운동처방

Borg에 의해서 고안된 RPE는 홀수점에 운동강도를 일상용어로 설명해 놓은 6에서 20까지의 15단계 정수표이다. 단계별 운동에 RPE 반응은 최대산소섭취량, 심박수, 환기량 혈중젖산농도, 심폐 및 대사기능과 높은 상관관계를 보인다.

RPE는 운동강도가 일정한 운동의 운동강도를 파악하는데 신뢰성이 높고 실용적인 지표이므로 이것은 지구력 운동강도를 설정하는데 사용할 수 있다.

Borg표에 의하면 12~13RPE은 여유심박수의 약 60%에 해당하고, 16RPE는 여유심박수의 약 90%에 해당한다. 그러므로 대부분 참가자는 12RPE(약간힘들다)~16RPE(힘들다)의 운동강도로 운동을 해야 한다. 단계별 운동에 대한 RPE반응은 운동에 대한 RPE 수준을 규정하는데 사용되고 또한 RPE에 의한 운동처방은 심박수와 결합해서 사용될 수도 있다.

운동프로그램을 시작할 때, 참가자는 특정 심박수에서 그 운동강도에 해당하는

RPE를 스스로 파악하는 지도를 받는다. 참가자가 심박수-RPE 관계에 익숙해지면, 심박수를 재는 횟수를 줄일 수 있고, RPE가 운동강도를 조절하는 우선적인 수단이 될 수 있으며, 더욱이 RPE의 변화는 운동처방을 수정하는 지침으로 사용될 수 있다.

4. MET에 의한 운동처방

운동강도는 어떤 개인의 최대운동 능력의 특정 %(50~80%)를 정함으로써 결정된다. 그리고 열량소비량이 밝혀진 운동을 선택한다. 일반적으로 최대운동능력 MET의 60~70%가 적당한 평균 운동강도이다. 심박수 방법에 사용된 것과 비슷한 계산방법이 MET에 의한 운동강도의 설정에서도 사용되는데 기초 운동강도는 MET로 표시한 최대운동 능력의 60%로 설정한다. 따라서 최대운동 능력이 3~20MET 사이에 있는 사람은 다음과 같다.

〈표 6-2〉 MET에 의한 운동강도 산출방법

최대운동 능력(MET)	운동강도(%) (기본 60+MET)	트레이닝 강도 (% 운동강도×MET)
3	60+3=63	(.63×)=1.90
5	60+5=65	3.25
10	60+10=70	7.00
15	60+15=75	11.25
20	60+20=80	16.00

각종 운동의 MET 필요열량의 평균과 범위는 어떤 처방방법을 사용하든지 평균 운동강도는 높은 강도와 낮은 강도의 운동시간을 어떻게 배정하느냐에 따라서 달라진다. 운동처방의 수정은 이처럼 간단하게 이루어지는 것이다.

참가자가 운동에 익숙해지고, 운동지도자가 참가자의 반응에 친숙해질 때까지의 초기 운동처방은 목표보다 약 1MET 낮은 운동강도로 설정해야 하고 일반적으로 최대운동강도는 최대운동 능력의 85%를 초과해서는 안된다. 걷기, 조깅, 달리기, 자전거타기, 계단뛰기, 계단오르기 등과 같은 운동의 MET로 표시한 운도강도는 속도, 저항, 또는 중량과 직접 관계가 있다. 그리고 이러한 운동에서 처방된 운동강도를 정확하게 유지하기 위해서는 환경의 변화를 고려해야 하며, 문제가 있는 환경조건에서 처방된 운동강도로 운동을 하는데 발생하는 대부분의 애로는 운동강도의 지표로 심박수를 사용함으로써 해결될 수 있다.

배구, 소프트볼, 축구, 및 농구와 같은 경쟁 스포츠에서의 운동강도의 처방과 유지는 더욱 어렵다. 운동지도자는 각종 운동에 적절한 운동강도를 설정하기 위해서 MET처방, 심박수처방, RPE처방 또는 모두를 사용해야 한다. 일반적으로 운동에 적응이 되면, 일정한 MET 수준에 대한 심박수와 RPE는 낮게 나타난다. 따라서 참가자는 자신의 MET 수준을 목표심박수 또는 RPE 수준에 상응하도록 점차 증가시켜야 한다. 정기적인 재평가는 진행상태를 측정하는데 필수이며, 운동처방은 최근의 것일수록 더욱 좋다. 어떤 처방방법이 사용되든지 간에 운동강도는 일정한 범위내에서 처방되어야 한다. 여러가지 이유에서 어떤 사람은 운동부하를 견디지 못하는 반면, 또 다른 사람은 너무 쉽다고 생각할 수 있는데 따라서 운동강도가 계산된 목표의 10%내에서는 변동할 수 있다고 생각하는 것이 합리적이다. 이 범위내에서 운동심박수를 조정하는 것은 운동지도 기술의 한 부분이다.

마지막으로, 관상동맥성 심질환 또는 다른 질병의 증후는 운동강도의 처방에 결정적인 역할을 한다는 사실을 강조하고 싶다. 만성질환인 협심증, 간헐성 파행증, 만성 폐쇄성 폐질환 등 확실한 증거가 있다면 운동강도를 위에서 살펴 본 표준적인 방법으로 계산한 수준보나 낮게 유지해야 한다.

5. 운동의 단계

운동프로그램의 단계는 참가자의 최대운동 능력, 건강상태, 연령, 필요 및 목표에 의존한다. 지구력 또는 유산소 운동의 단계는 초기단계, 향상단계, 유지 단계로 구분하여 처방한다.

1) 적응단계(초기단계)

적응단계에서는 스트레칭, 가벼운 유연체조 등 낮은 수준의 유산소운동을 포함하는 것이 좋다. 참가자는 최소한의 근육통을 경험하는 것을 당연하다고 생각하지만 허약에서 오는 상해나 불안은 심각한 문제가 될 수도 있다. 불안은 충분한 시간동안 생리적 적응이 없는 상태에서 운동을 시작했을 때 생길 수도 있고 운동을 너무 갑작스럽게 시작하면 운동기피증이 생길 수도 있다. 최대운동 능력의 50~80%로 계산된 것보다 1MET 낮은 운동강도로 시작하는 것이 도움이 될 것이다.

운동전문가, 건강체력지도자, 건강체력관리자 또는 운동프로그램관리자는 단계별 운동부하검사 결과와 METs로 표시된 운동강도를 활용하여, 다양한 형태의 운동에 대한 운동강도를 설정할 수 있다. 초기단계의 운동시간은 최소한 10~15분으로 하여, 점차 늘려나가고 운동빈도는 초기 운동능력에 의존한다. 초기단계에는 보통 4~6주 동안 계속되는데 이것은 참가자가 운동프로그램에 얼마나 잘 적응하느냐에 달려있다.

예를 들어, 체력수준이 "보통"인 사람이나 관상동맥성 심질환을 가진 사람은 초기단계를 6~10주 동안 계속하는 것이 좋고, 체력수준이 좋은 참가자는 초기단계에는 짧은기간 동안 참가하거나 이 단계를 생략할 수도 있다. 또 건강상태를 고려한다. 협심증 환자는 초기단계에서 최대운동 능력의 40~50%로 운동을 해야하고 간헐성 파행증을 가진 사람은 휴식시간을 두고 1~2분동안 운동을 하는 것이 좋다. 그리고 쇠약증 또는 주요수술 후에는 최대운동 능력보다 2~3METs 만큼 낮은 것이 좋으며, 협심증, 국소근육 피로 또는 호흡곤란증을 가진 사람의 운동시간은 5분 미만이어야 한다. 또한 모든 참가자에 대해서 일일이 수정을 하는 것이 번거로운 일이기는 하지만, 개별적인 수정은 반드시 필요하다.

〈표 6-3〉 심폐지구력 수준(40세 남성기준)

체력수준	Oml/kg·min	Oml/kg·min
약함(Poor)	3.5~13.9	1.0~3.9
낮음(Low	14.0~24.9	4.0~6.9
보통(Average)	25.0~38.9	7.0~10.9
좋음(Good)	39.0~48.9	11.0~13.9
높음(High)	49.0~56.0	14.0~16.0

2) 강화단계(향상단계)

강화단계에서 참가자는 더 많은 운동량을 수행한다.

운동강도는 최대운동 능력의 50~85%를 목표로 증가시킨다.

운동시간은 2~3주마다 계속해서 증가시키는데 참가자가 얼마나 현재의 운동수준에 잘 적응하느냐 하는 것이 운동빈도와 증가속도를 좌우한다. 심질환자나 체력이 약한 사람은 각 운동단계에 적응하는 시간을 더 많이 가져야 하고, 초기에는 간헐적 유산소운동을 하다가 지속적 유산소운동으로 진행하는 것이 바람직하다. 이들 참가자에 대한 운동시간은 운동강도를 증가시키기 전에 20~30분으로 늘려야 한다. 또한 운동단계를 높일 때는 연령이 고려되어야 하는데 노인층일수록 운동에 적응하는 시간이 길어진다.

3) 유지단계

유지단계는 보통 운동을 시작한지 6개월 이후부터 시작된다.

유지단계에서 참가자는 보통 심폐지구력이 만족스런 수준에 도달하게 되어, 더 이상 운동부하의 증가에 관심을 갖지 않게 될 것이다. 더 이상의 향상이 사실상 부차적인 것이 되면, 똑같은 운동스케쥴로 체력을 유지한다. 이 시점에서 운동목표가 재검토되어야 한다. 다시 말해서 보다 현실적인 목표가 세워져야 한다는 것이다.

체력을 유지하기 위해서는 열량소비량과 참가자의 요구에 오랫동안 부합되는 운동

프로그램이 설정되어야 한다. 걷기와 조깅과 같은 향상단계의 운동은 보다 재미있고 변화있는 운동으로 대체될 수도 있으며, 이것은 반복으로 인한 지루함 때문에 운동을 중단하는 일을 방지하는데 도움이 될 것이다.

6. 운동시간

준비운동과 정리운동을 제외한 주 운동시간은 보통 15~60분이며, 가장 일반적인 운동시간은 20~30분이다. 이 정도의 운동시간은 최대운동 능력을 향상시키는데 반드시 필요하고 역으로 운동시간은 최대운동 능력의 %로 표시된 운동강도와 관계가 있다. 최대운동 능력이 낮은 사람에 비해서 최대운동 능력이 높은 사람은 장시간 동안 높은 운동강도를 유지할 수 있다. 운동프로그램에 의한 운동효과는 운동강도와 운동시간의 곱(총열량소비량)으로 나타난다. 최대운동 능력의 90%이상 운동강도로 5~10분 동안 행하는 운동은 뚜렷한 심혈관계 기능향상을 가져온다. 그러나 높은 강도-짧은 시간의 운동은 대부분의 비활동인 또는 심질환자나 체력이 약한 사람은 바람직하지 못하다.

이들에게는 낮은 강도와 긴 시간의 운동이 더 좋은 결과를 가져온다. 그러나 운동프로그램이 더 바람직한 이유는 정형외과적 상해위험이 낮고, 상대적으로 총소비열량이 높기 때문이다. 비활동인과 심질환자나 체력이 약한 사람에게 운동 첫주에 적합한 운동은 중간정도의 시간(20~30분)과 중간정도의 강도(최대운동 능력의 40~70%)가 적합하다.

운동처방은 운동참가자의 최대운동 능력의 향상과 운동에 대한 생리적인 적응에 보조를 맞추면서 변경시켜야 한다. 시간-강도 수준은 참가자의 최대운동 능력, 건강상태, 특정운동에 대한 반응 등에 기초해서 개별적인 차원에서 수정되어야 한다. 합병증이 없이 정상적인 운동효과가 얻어진다면, 2주 후부터는 운동시간을 20~45분으로 점차 늘려 나간다. 그리고 앞에서 말한 바와 같이, 운동강도와 운동시간은 참가자가 운동을 마친 후 1시간 동안 과도한 피로를 느끼지 않도록 설정되어야 한다.

7. 운동빈도

운동빈도는 부분적으로 운동시간과 운동강도에 의존한다.

운동빈도는 참가자의 필요, 관심 및 최대운동 능력에 따라 주당 3~7회가 보통이다. 최대운동 능력에 따라 매일 5분 동안 운동을 하는 것이 좋은 사람, 또는 주당 1~2일 운동을 하는 것이 바람직한 사람, 그리고 적어도 주당 3일 운동을 해야하는 사람도 있다. 조깅 프로그램을 시작할 때, 관절에 과도한 부담이 유발될 우려가 있을 때에는 격일제로 조깅을 하는 것이 바람직하다. 이렇게 하여 운동에 적응되면, 매일 운동을 할 수 있게 된다.

8. 신체구성

비만(체지방율의 과다)은 고혈압, 당뇨병, 관상동맥성 심질환 및 기타 비만성 질환의 위험과 관계가 있다. 더구나 비만은 사회생활에 지장을 주고, 작업능력을 감소시킨다. 예방 및 재활 운동프로그램에 참가하는 사람 중 많은 사람들이 비만자들이다.

신체구성을 정상화하는 것은 많은 운동프로그램 참가자들의 필요 또는 목표이기 때문에 운동처방은 이들 목표를 성취하는데 도움이 되도록 작성되어야 한다. 이제 신체구성을 변경시키는데 필요한 원리를 살펴보고자 한다.

1) 열량균형(Caloric Balance)

신체구성은 유전적인 요인과 습관적인 요인 등에 의해서 결정된다.

여러가지 요인이 있지만, 체중과 신체구성을 결정하는 가장 근본적인 요인은 열량균형이다. 열량균형이란 열량섭취량(소화된 음식물의 열량)과 열량소비량(수행된 작업의 열량) 사이의 비율을 말한다. 체중은 열량소비량이 열량섭취량을 초과할 때 감소하고(부적 균형), 반대의 경우에 증가한다. 열량균형의 변화는 체중에 영향을 주지만, 체중의 본질적인 내용은 열량불균형을 가져오는 특수한 기전에 의해서 변화된다.

이를테면 급속하고 극단적으로 열량을 제한하는 식이요법은 수분과 제지방 조직 감소의 원인이 된다. 이와는 대조적으로 운동에 의한 부적 열량균형은 지방조직을 우선적으로 줄이는 체중감량이다. 높은 저항운도(예를 들어, 웨이트 트레이닝)은 제지방체중을 증가시키고, 유산소 운동은 보통 제지방체중을 일정하게 유지시킨다. 이들 두 가지 형태의 운동은 모두 지방감소에 기여한다.

2) 체중감량 프로그램

대부분 체중감량을 위한 가장 적절한 방법은 규칙적인 지구력 운동과 적당한 열량제한을 결합한 형태라고 밝혀지고 있다. 따라서 체중감량 프로그램은 급격한 열량섭취량의 제한에서 오는 영양결손과 제지방조직의 감소를 극소화하는데 중점을 두어야 한다. 관상동맥성 심질환 또는 다른 질환자에게는 운동량에 의해서 처방하는 것이 더욱 바람직하다. 어쨌든 체중감량을 1차적인 목표로 하는 운동처방을 할 때, 운동강도와 운동시간은 총열량소비량(성인의 경우, 매운동시 200~500kcal)이 최대가 되도록 조절되어야 한다. 비만자는 상대적으로 정형외과적 위험이 높으므로 따라서 최대심박수 65%이하의 운동강도가 적당하며, 웨이트 트레이닝은 피하는 것이 좋다. 또한 운동빈도나 운동시간을 조절할 수도 있다.

무증상 참가자와 증상참가자 모두에게 최소한 매운동시 300kcal, 주당 1000kcal의 열량소비가 필요하다. 건강한 상태에 있는 비활동적인 참가자(8~12MET의 최대운동 능력)는 운동 첫주에 매운동시 200kcal 소비하는 것이 보통이다. 평균적인 참가자가 매운동시 300kcal을 소비할 수 있으려면 8~12주가 필요한 반면, 심질환자 또는 기타 증상 참가자가 그렇게 되기 위해서는 약 2년이 필요하다.

두 집단간의 차이는 운동에 대한 적응보다는 심근의 제약 때문에 생긴다. 일반적으로 운동의 빈도를 주당 5~6일로 늘리면, 총열량 소비량이 크게 증가한다.

9. 유연성

근골격계가 정상적으로 기능을 발휘하기 위해서는 모든 관절이 적절한 가동범위를 유지해야 한다. 유연성이 특히 강조되는 부위는 허리와 대퇴후부위이다. 이부위에 유연성이 부족하면, 만성적인 요통이 유발될 위험성이 높아진다. 따라서 예방 및 재활 운동프로그램에는 유연성 특히 허리부위를 향상시키는데 운동을 포함시켜야 한다. 스트레칭 운동은 관절의 가동범위를 향상시키는데 도움이 된다.

관절의 가동범위를 향상시키기 위한 유연성 운동은 지속되는 정적인 스트레칭 운동을 하는 것이 좋다. 스트레칭은 통증이 생길 정도로 심해서는 안된다. 스트레칭 운동은 적어도 주당 3회 실시하고, 유산소운동 전후의 준비운동과 정리운동에 포함시키면 효과적이다. 조깅과 달리기로 유발되는 골격계 상해는 대퇴후부위에 나타나는 경우가 많은데 이것은 다리근육을 스트레칭 함으로써 방지할 수 있다. 이때 중간정도의 정적인 스트레칭 운동은 근신경계 긴장을 완화하는데 도움이 된다.

10. 근력과 근지구력

근력과 근지구력은 심폐지구력 또는 기능적 능력과 직접적인 관계는 거의 없다. 그러나 많은 스포츠활동과 직업활동에서는 주어진 중량을 들어올리거나 붙잡는데 필요한 생리적 능력은 최대근력과 관계가 있다. 나이가 많아짐에 따라 제지방 체중이 감소하게 되는데, 이때 근력의 유지가 중요한 문제로 대두된다.

근력은 높은 장력, 낮은 반복의 동적운동이나 정적 수축운동에 의해서 얻어지는데, 동적운동이나 정적 수축운동은 모두 동맥혈압을 상승시키고, 혈압의 상승은 심장의 작업량과 심장의 산소필요량을 상승시킨다. 이와 같이 웨이트 트레이닝을 발살바치료(Valsalva maneuver)와 함께 수행한다면 정맥환류를 감소시키고, 심장과 뇌로 흐르는 혈류를 감소시킬 수도 있다. 증상참가자나 위험도가 높은 사람은 최대장력운동을 삼가하고 그 대신에 낮은 중량의 동적운동을 근력과 근지구력 향상프로그램에 포함시켜야 한다. 웨이트 트렝이닝을 할 때, 참가자는 호흡법에 대한 특별한 훈련이 필요하다. 운동을 하는 동안 호흡을 멈추지 말고, 자유스럽게 호흡을 하며, 온힘을 다해서 호기하는 것이 좋다. 뿐만 아니라 충분한 준비운동과 정리운동, 정확한 운동자세, 리드미컬한 운동수행 등에도 관심을 기울여야 한다.

근력운동은 주당 3회 실시되어야 하고, 운동부하는 자유웨이트, 웨이트 기구 또는 유연체조에 따라 다르며, 근력을 얻는데 적당한 중량은 매 운동시 3세트를 행할 때 5~7회 반복할 수 있는 수준이다. 그러나 일상적인 근력은 낮은 부하의 운동(예를 들어 유연체조)에서도 얻을 수 있다. 위험도가 높은 증상참가자나 관상동맥성 심질환자는 높은 부하의 운동을 삼가야 한다.

11. 준비운동과 주운동 및 정리운동

매 운동은 5~10분의 준비운동, 5~60분의 지구력(유산소)운동, 5~10분의 정리운동으로 구성된다. 준비운동은 운동 전에 체온을 높이고 호흡, 순환, 신경, 근골격계 등을 안정상태에서 운동하기에 적절한 상태로 서서히 들어가도록 하는 준비과정이다. 대사량이 1MET인 휴식 수준에서 운동에 필요한 수준까지 점차 증가시키도록 짜여진다. 준비운동 시간은 보통 5~10분 동안이며, 스트레칭 운동, 유연체조, 각종 형태의 근력운동, 걷기 및 가벼운 조깅 등을 포함한다.

주운동은 규칙적으로 하는 것이 무엇보다 중요하며, 따라서 주당 3~5일간(월, 수, 금 또는 월요일에서 금요일까지) 계획된 운동 프로그램에 의하여 철저한 실행에 옮기도록 한다. 운동방식은 참가자가 규칙적으로 계속 운동을 해 나갈 수 있는 동기를 줄 수 있도록 적당한 운동을 선택하는 것이 중요하며, 이러한 운동종류로는 무산소운동과 유산소운동이 있다. 무산소운동은 움직이지 않고 무거운 힘을 발휘하는 모든 중량운동이 해당된다. 여기에 비해 유산소운동은 전신을 율동적으로 움직이는 운동으로 심혈관에 무리를 주지 않고 심장의 예비력을 높여주고 지구력을 증가시킨다. 또한 안정성이 높고 장시간 운동지속이 가능하며, 소비에너지가 많다. 따라서 지방소비도 많고 운동부족으로 인한 질병예방이나 치료에도 큰 효과를 가져다 주기 때문에 유산소 운동을 권장한다.

각종 운동에서의 운동강도와 운동시간은 환경조건, 최대운동 능력, 증후학, 참가자의 유연체조나 웨이트 운동을 추가할 수도 있다(10~20분). 그러나 고혈압 환자, 협심증 환자 및 심질환자는 중간정도에서 과도한 웨이트 운동을 해서는 안된다.

지구력 또는 유산소운동은 지속적 또는 간헐적 운동으로 작성될 수 있다. 이것은 처방된 강도의 심박수에 도달하게 하는 대근군의 활동을 포함하는 유산소운동이다. 운동을 시작하기 전에 먼저 준비운동을 하고 본운동을 하며, 본운동 후에는 반드시 정리운동을 한다. 정리운동은 가볍게 걷기 또는 조깅, 체조, 스트레칭 또는 경우에 따라서는 이완운동 등과 같이 강도를 감소시키는 운동을 포함한다. 또 매 운동에 적당한 레크리에이션 활동을 포함시킨다. 정리운동은 처음에는 강하게 하면서 점차 가벼운 강도로 진행하는 것이 효과적이다.

12. 환경적 요인

운동의 생리적 효과는 더위와 추위, 고도와 대기오염과 같은 환경요인에 의해서 영향을 받는다. 운동환경이 변함에 따라, 운동처방은 운동의 생리적 효과가 바라는 수준에서 유지되고, 참가자의 건강과 안전이 유지되기 위해서 적절하게 수정되어야 한다. 운동심박수는 변화하는 환경조건에 따라 운동강도를 조정하는 유용한 수단이다. 열환경 조건에는 온도, 습도 및 복사열 등이 있다.

열이 증가하면 땀이 더 나게 되고 최대하운동부하에 대한 심폐기능의 반응이 증가하고 따라서 심폐기능의 반응을 일정하게 유지하기 위해서는 운동강도의 감소가 필요하다. 극단적인 고온 조건에서는 운동시간을 제한하고, 운동 전후에 수분을 섭취해야 한다. 그리고 극단적인 저온조건에서 동상방지책이 마련되어야 한다. 운동복은 머리와 손발을 보호할 수 있는 것을 입고 위험도가 높은 증상참가자는 적당한 온도에서만 운동을 한다.

높은 고도에서는 대기 중의 산소가 희박한데 이것은 산소 전달계를 손상시키고, 표준적인 최대하운동에 대한 심폐기능의 반응을 증가시킨다. 따라서 높은 고도(고도 1500m 이상)에서의 운동에 대한 처방은 운동강도의 감소에 의해서 수정되어야 하며, 대기오염이 심할 경우의 운동에도 운동강도와 운동시간은 감소시킬 필요가 있다. 그리고 이것은 특히 만성 폐질환에게 중요하다.

13. 프로그램 감독

의료검진과 운동부하검사를 수행하기 위해서는 참가자를 그들의 능력에 따라 비감독 운동프로그램과 감독프로그램으로 분류한다.

1) 비감독 운동프로그램

8MET 이상의 최대운동 능력을 가진 외견상 건강한 참가자는 대부분 비감독 운동프로그램에 참가하고 안전한 운동을 수행할 수 있다. 또한 참가자와 운동처방과 온도, 습도 및 고도 등에 대한 운동의 생리적 효과를 잘 알고 있으면 참가자의 안전성은 더욱 높아질 것이다.

2) 감독 운동프로그램

감독 운동프로그램은 잘 훈련된 전문요원, 건강체력지도자, 운동전문가와 같은 요원이 지도하는 운동프로그램이다. 이 프로그램은 담당전문의가 임상적으로 안전하다고 추천한 위험도가 높은 심폐기능 이상 참가자에게 적합하다. 또 이 프로그램은 최대 운동능력이 8MET 이하인 무증상 참가자에게도 추천된다. 그리고 검사동의서가 필요하지 않더라도 참가자와 운동의 이익과 위험에 대한 의견을 교환하는 것이 바람직하다.

3) 의료감독 운동프로그램

의료감독 운동프로그램은 전문가가 직접 감독하거나 매일 운동을 관리할 것을 위임받는 전문지도자에 의해서 감독되는 운동 프로그램이다. 이 프로그램은 ①운동프로그램을 시작한 심폐질환자, ②불안전한 임상상태에 있는 환자, ③담당 전문의가 참가자의 안전을 위해 의료감독이 필요하다고 추천한 위험성이 높은 증상참가자 또는 만성질환자에 적용된다. 따라서 여기에 해당되는 사람은 의료감독 운동프로그램의 적용을 받아야 한다.

제7장 운동처방 검사의 실제

1. 운동처방 검사 전의 평가
2. 운동부하검사시 주의사항
3. 운동부하검사 중단요건
4. 자각적 운동강도
5. 최대산소섭취량 측정
6. 최대운동부하 간접측정
7. 지구성 운동능력 검사

제7장 운동처방 검사의 실제

1. 운동처방 검사 전의 평가

건강증진을 위하여 운동을 하고자 할 때에는 각 개개인의 건강상태와 체력수준에 알맞는 운동이 필요하다. 이것은 효과적으로 건강을 증진시킬 수 있고 또한 안전한 운동을 행할 수 있기 때문이다. 따라서 운동을 시작하기 전에 건강검진 즉 신체에 대한 평가가 반드시 필요하게 된다.

운동부하검사 전의 평가가 어느 정도 정밀해야 하는가는 검사를 받는 사람의 범주(외견상 건강한 사람, 위험도가 높은 사람, 환자)에 달려 있다. 일반적으로 운동처방 부하검사 전의 평가에는 병력(medical history)검사, 신체검진(physical examination) 및 실험실 검사(laboratry test)의 세 가지가 있다. 이것은 질병의 유무 뿐만 아니라 질병발생의 위험요인을 평가하고 심폐기능이나 근·골격계 기능 등 건강에 영향을 미치는 체력수준을 평가하게 된다.

1) 병력검사

이것은 검사 전의 평가에서 가장 중요한 부분이다.

피검자는 병력에 대해서 다음과 같은 질문에 대답해야 한다.

· 심장마비(heart attack), 관상동맥우회술(cornauy bypass) 또는 기타 심장수술.
· 흉부불안(chest discomfort), 특히 운동시.
· 고혈압(high blood pressure).
· 심장박동 이상 또는 심계항진(palpitation).
· 심잡음(Heart murmur), 크릭음(clicks).
· 류마티스성 열(rheumatic fever).
· 발목 종창(ankle swelling).
· 말초혈관 질환(peripheral vascular disease).
· 정맥염(phlebitis), 색전증(塞栓症, embolism).
· 숨가쁨(shortness of breath).
· 현기증(lightheadness or fainting).
· 천식(asthma), 기종(氣腫,emphysema), 기관지염(branchitis) 등 호흡계 질환.
· 과다한 혈중 지질(blood lipid).
· 당뇨병(diabetes).
· 뇌졸증(stroke).
· 정서 장애.
· 각종 투약.
· 최근의 질병, 입원 또는 수술.
· 약물 알레르기.
· 정형외과 질환, 관절염(arthritis).
· 가계(조부모,부모,사촌,형제 · 자매)병력은 다음과 같은 것을 포함한다.
① 관상동맥성 심질환 – 몇살 때.
② 졸사(sudden death) – 몇살 때.
③ 선천성 심질환(congenital heart disease).

· 기타 습관.
① 콜라 등 카페인 복용.
② 음주.

③ 흡연.

④ 식습관 또는 식이요법.

⑤ 운동력(exercise history)-여기에는 운동형태, 빈도, 시간 및 강도가 포함된다.

2) 신체검진

신체검진은 특히 검사 전의 평가에 유용하다.

· 체중 및 신체구성(body composition).

· 관절염 및 정형외과 질환.

· 급성질환.

· 운동부하검사와 처방에 영향을 미치는 대부분의 주요 비심질환은 병력검사를 통해서 파악한다.

병력검사를 통해서 나타난 관심사항은 신체검진을 통해서 평가된다.

· 심혈관계의 평가 : 다음은 운동부하검사 전에 하는 심혈관계 평가이다. 전문의가 입회하지 않았을 경우에는 이 평가의 대부분은 세심한 주의가 요구된다.

① 심박수와 그 규칙성.

② 반듯이 누운 자세(supine position), 앉은 자세(sitting position), 선 자세(standing position)에서의 혈압.

③ 청진기에 의한 폐검사.

㉠ 나음(rale), 천명(喘鳴,wheeze), 수포음(水泡音, rhonchus).

㉡ 호흡음(breath sound)의 비정형.

④ 경동맥, 대퇴, 발의 촉진과 심장충격 및 진동에 대한 촉진.

⑤ 청진기를 통한 심장검사 : 잡음,분마음,크릭음(clicks),마찰음.

⑥ 경동맥 복부 또는 대토의 잡음(bruit).

⑦ 부종(浮腫,edema).

⑧ 황색종, 황색판종.

3) 실험실 검사

실험실 검사에서 얻은 자료는 피검자를 어느 범주에 분류할 것인가를 결정하는데 중요하다. 심질환, 폐질환 또는 대사성 질환을 가진 사람에게 실험실 검사 자료는 많은 도움이 된다.

다음 검사는 위험도를 평가하고 피검자의 범주를 분류하는데 사용한다.

(1) 외견상 건강한 사람 또는 위험도가 높은 사람.

① 총콜레스테롤/HDL 콜레스테롤치.

② 트리글리세라이드(triglyceride).

③ 혈당(blood glucose).

(2) 관상동맥성 심질환.

① 외견상 건강한 사람 또는 위험도가 높은 사람의 검사와 심혈관계질환의 실험실 검사 : 혈관촬영술(angiography), 방사성동위원소 검사(radionuclide study), 사전운동부하 검사.

② 흉부엑스선 검사(chesst x-ray).

(3) 폐질환.

① 흉부엑스선 검사.

② 폐활량(vital capacity), 수동적 호기량(forced expiratory) 등 폐활량 측정(spiromitry).

운동부하검사는 피검자에 대한 배경지식이 많으면 많을수록 보다 정확한 해석이 가능해진다.

이상의 정보는 검사의 안전성을 보장하고 검사 중에 얻은 정보를 해석하는데 도움을 준다. 개별적 진료를 통해서 몇몇 전문의들은 운동을 시작하기 전에 하는 사전검사는 피검자와의 관계를 유지, 증진시키는데 도움이 된다고 말하고 있다. 또 다른 전문의들은 시설과 전문요원의 부족으로 사전검사와 운동처방에 어려움이 많다고 토로하고 있다. 이 경우에 운동부하검사, 운동처방 및 프로그램 감독에 필요한 전문지식을 가지고 있는 기술요원과 의료요원을 갖춘 중앙통제 실험실(central referral laboratory)을 이용하면 효과적이다.

측정과 평가에서 얻은 정보는 환자치료에 종사하는 담당전문의와 기타 관계자가 사용할 수 있도록 신속하게 보내져야 한다. 이것은 긴급을 요하는 환자를 치료하는 경우에 특히 중요하다. 다시 말해서 사전검사와 운동부하검사를 하는데 전문지식을 가진 건강요원과 시설이 부족할 경우에는 <표 7-1>에 제시한 추천방식에 따라 대처하면 된다.

〈표 7-1〉 운동부하검사 지침

	외견상 건강한 사람			위험도가 높은 사람			
운동부하검사	30세 미만	45세 미만	45세 이상	35세 미만의 무증상 참가자	35세 이상의 무증상 참가자	증상 참가자	환자
최대운동부하검사	×	×	○	×	○	○	○
최대운동부하검사 (전문의 감독)	×	×	○	○	○	○	○
최대운동부하검사 (전문의 감독)	×	×	×	×	○	○	○

운동부하검사에 대한 의료감독은 그 정도에 따라 전문의가 입회하지 않은 경우, 전무의가 입회하지만 원격통제하는 경우, 전문의가 피검자를 정밀검사하는 경우로 구분할 수 있다. 운동부하검사 프로토콜은 피검자의 연령, 건강상태 및 신체활동 수준에 적합해야 한다.

모든 검사는 예방 및 재활운동부하검사 기사(exercise test technologist), 운동전문가(exercise specialist), 운동프로그램 관리자(exercise program director), 필요한 경우에는 전문의 등 자격을 갖춘 전문요원에 의해서 관리되어야 한다.

2. 운동부하검사시 주의사항

검사 중에 발생할 수 있는 위험성이 오히려 이를 통해서 얻을 수 있는 이익보다 많은 사람이 전혀 없는 것은 아니며, 이러한 사람은 운동부하검사에서 제외하여야 한다. 그리고 검사를 하면 위험성이 높은 또 다른 분류의 사람들이 있다. 이 경우에 검사관리자는 검사를 통해서 얻을 수 있는 이익보다도 만약에 발생할지도 모르는 위험에 더 많은 관심을 가져야 한다.

<표 7-2>와 <표 7-3>은 미국 스포츠의학회에서 제시한 운동부하검사에 대한 금기사항(absolute contraindications)과 준금기사항(relative contraindi cations)을 보여주고 있다. 이들 중 몇 가지는 심근경색이나 수술 후에 특수한 목적으로 검사를 하는 경우에는 적용되지 않는다.

〈표 7-2〉 운동부하 검사에 대한 금기사항

1. 급성 심근경색증(myocardinal infarction).
2. 불안정한 협심증(angina pectoris).
3. 조절되지 않는 심실 부정맥(ventricular dysrhythmia).
4. 심장기능을 약화시키는 조절되지 않는 심방부정맥 (atrial dysrhythmia).
5. 우혈성 심부전증(congestive heat failure).
6. 심한 대동맥판 협착증(aortoic stenosis).
7. 해리성 동맥류(解離姓 動脈留, dissecting aneurysm).
8. 심근염(myocarditis).
9. 혈전성 정맥염(thrombophlebitis) 또는 심장내색전증(intracardiac throbi).
10. 전신 또는 폐색전(systemic or pulmonary embolus).
11. 급성 간염성 질환.
12. 제3도 심장차단(third degree heart block).
13. 정신질환(psychosis).
14. 휴식시 심전도의 현저한 변화.
15. 급성 심낭염(pericarditis).

〈표 7-3〉 운동부하검사에 대한 준금기사

1. 휴식시 확장기혈압이 120mmHg이상 또는 수축기 혈압이 200mmHg이상.
2. 판막성 심질환(valvalar heart disease).
3. 디지탈리스(digitalis) 또는 기타 약물투여.
4. 전해질 이상.
5. 인공 심박동기(artificial pacemaker)의 이상.
6. 빈번하고 복잡한 심실흥분.
7. 심실 동맥류(ventricular aneurysm).
8. 심근질환(cardiomyopaty).
9. 당뇨병, 갑상선 중독증(thyrotoxicosis).
   점액수종(粘液水種, myxedema)등 조절되지 않는 대사성 질환.
10. 단핵증(單核症, mononucleosis), 간염(hepatitis)등 심한 전신질환.
11. 운동을 곤란하게 하는 근신경계, 근골격계 또는 류마티스성 질환.

3. 운동부하검사 중단요건

운동을 중지해야 하는 정상적인 포인트는 다음과 같은 사항을 포함한다.

즉, 피로증상과 과호흡, 예상 최대심박수에 도달, 자각적 부담도(RPE 주관적 운동강도) 17(아주 힘들다)에 달했을 때 등이 여기에 해당한다. 이와 같은 반응은 짧은 시간 동안(60~90초)에 급격히 일어날 수 있기 때문에 피검자에게 과도한 자극을 주지 않기 위해서 주의깊은 관찰이 필요하다.

운동중에 비정상적인 반응이 나타나게 되면 비록 최대능력이 발휘되기 전이라도 운동부하검사를 중지해야 한다<표 7-4>. 즉시 운동을 중단해야 하는 중요한 임상적 판단기준은 다음과 같다.

협심증, 호흡곤란, 수축기혈압의 하강 또는 좌심실 부전증과 함께 심한 허혈증 상태가 나타날 때에는 즉시 운동을 중지해야 한다. 위험한 율동부정: 조기 심실성 수축의 증가 및 형태의 다양성, 심실성 빈맥, 상실성 빈맥, 새로운 심방세동 또는 방실분리가 나타날 때에는 즉시 운동을 중지해야 한다.

〈표 7-4〉 운동부하검사 중단요건

1. 피검자가 운동을 중지할 것을 요구할 때.
2. 기록 시스템(monitoring system)이 동작이 안될 때.
3. 진행성 협심증(progressive angina) : 3+단계에서 중단한다.
4. ST분절이 평단하게 또는 하향으로 2㎜이상 상승 또는 하강.
5. 지속적인 상심실성 빈맥(supraventricular tachycardia).
6. 심실빈맥(ventricular tachucardia).
7. 좌우 섬유가지 차단(left or right branch block).
8. 수축기혈압이 크게 떨어질 때(10mmHg 이상) 또는 운동 초기에는 운동강도 증가에 따라 증가하던 수축기 혈압이 나중에는 운동강도가 증가해도 변화가 없을 때.
9. 현기증(light headness), 구토(nausea), 실조(ataxia), 창백(pallor), 실신(cyanosis) 또는 말초순환 부전(peripheral circulary insufficiency).
10. 혈압의 과도한 상승, 수축기혈압이 250mmHg, 이완기 혈압 120mmHg이상.
11. 심실조기수축(PVC, Premature Ventricular Contraction).
12. 부적절한 서맥(inappropriate bradycardia), 연령으로 조정된 정상 수준보다 2표준편차 이상의 심장박동의 느린 상승.
13. 제2도 또는 제3도 심장차단(second or third degree heart block).
14. 다초점 심실조기수축(multifocal PVC).
15. 심실전위(Ventricular ectopy).

그 밖의 구급을 필요로 하지 않는 비정상적인 반응이 나타날 때에도 운동을 계속할 때 상대적인 위험도가 어느 정도인가는 개인의 신체적 조건에 기준을 두고 평가해야 한다. 경우에 따라서는 운동검사의 목적이 항불정맥제(抗不整脈劑)와 같은 약제(藥劑)의 치료효능을 확증하기 위한 것이기 때문에 테스트는 계속되어야 한다.

4. 자각적 운동강도

운동부하검사 중 최대심박수는 커다란 개인차를 보인다. 따라서 검사가 최대운동부하검사인지 아닌지를 판단하기 위해서는 자각적 운동강도를 평가하면 도움이 된다. 이것은 운동에 대한 심박수 반응이 민감하지 않게 하는 약물치료를 받고 있는 환자에게는 필수적이다. <표 7-5>가 보여주는 바와 같이 RPE표는 운동강도를 주관적으로 정하는 유용한 수단이다.피검자에 의해서 주관적으로 결정된 운동강도의 예측치는 산소섭취량 및 심박수와 높은 상관관계(80~90%)를 가지고 있음이 밝혀졌다.

피검자는 자각적 운동강도를 주기적으로 질문받는다. 이때 정상적인 피검자가 18~19RPE(새로운 RPE로는 9~10)에 도달했음을 말할 때까지 운동을 하면 최대운동부하검사가 가능하다.

〈표 7-5〉 자각적 운동강도

RPE표	새로운 RPE 표
6.	0 전혀없다(Nothing at all).
7. 매우가볍다(Very,very light).	0.5 매우 약하다(Very,very Weak).
8.	1.상당히 약하다(Very Weak).
9. 상당히 가볍다(Very light).	2.약하다(Weak).
10.	3.보통이다(Moderate)
11. 가볍다(Fairy light).	4.약간 강하다(Somewhat strong).
12.	5.강하다(Strong).
13. 약간 힘들다(Somewhat hard).	6.
14.	7.상당히 강하다(Very Strong).
15. 힘들다(Hard).	8.
16.	9.
17. 상당히 힘들다(Very hard).	10. 매우 강하다. 최대이다(Very,very Strong).
18.	
19.	

* RPE와 새로운 RPE는 운동부하검사와 운동프로그램에 사용될 수 있다(Borg GV. : Med · Sci · Sports Exercise, 14:377-87, 1982).

5. 최대산소섭취량 측정

운동검사의 목적을 효율적으로 달성하기 위해서는 피검자의 질병, 특히 심혈관계 이상유무의 진단과 최대산소섭취량을 동시에 측정하는 것이 바람직하다.

최대산소섭취량은 호흡가스 분석기를 이용하여 운동 중에 직접 측정하는 방법과 심박수와 같은 생리적 관계변인을 이용하여 추정하는 간접측정 방법이 있다. 측정에 적용되는 운동부하 유형에 따라 최대운동부하검사(maximal exercise stress test : 직접측정)와 최대하운동부하검사(submaximal exercise test : 간접측정)로 구분할 수 있는데, 검사자는 측정여건(피검자의 건강상태, 연령, 성별, 체력수준 등) 및 2가지 검사방법의 장단점을 고려하여 측정방법을 결정한다.

최대운동부하검사는 최대산소섭취량을 정밀하게 측정할 수 있는 장점을 가지고 있는 반면, 피검자에 따라서는 신체적인 부담이 가중할 수도 있으며, 측정시간이 길다는 단점을 내포하고 있다.

최대하운동검사는 신체적 부담이 적고, 측정기간이 짧아 단시간내에 많은 인원을 측정할 수 있는 장점이 있으나 측정결과의 신뢰성이 부족한 단점이 있다.

1) 최대운동부하검사(직접측정)

최대운동부하검사는 피검자가 완전히 지쳐 더 이상 운동을 수행할 수 없는 상태까지 검사를 실시하여 피검자의 최대산소섭취량 또는 최고운동 수행능력을 측정하는 방법인데, 일반적으로 스텝테스트(step test), 자전거 에르고미터(bicycle ergometry), 트레이드밀 검사법(treamil test) 등을 이용하여 측정하는데 가장 많이 사용되는 자전거 에르고미터 이용방법을 설명하면 다음과 같다.

(1) 자전거 에르고미터 이용방법

최대운동부하검사를 위한 자전거 에르고미터 프로토콜은 트레이드밀 프로그램이 여러가지 프로토콜 중에서 선택되고, 표준 프로그램이 조정될 수 있는 것과 마찬가지로 자전거 에르고미터 프로토콜도 피검자의 필요에 따라 조정될 수 있다.

자전거 에르고미터 이용방법을 살펴보면

① 안장과 핸들을 피검자에게 적합하도록 조절한다. 무릎은 발이 최하점에 있을 때 50° 가량 굽혀져 있어야 한다. 핸들은 자연스럽게 잡도록 피검자에게 주의

를 준다.

② 페달 회전속도는 분단 50~60회 수준에서 일정하게 유지하도록 한다.

③ 약 2분동안 가벼운 준비운동을 통해 피검자가 자전거에 익숙하게 한 다음 검사를 시작한다.

④ 각 단계마다 25~50와트(150~300kg)씩 운동량을 증가시킨다. 운동강도의 증가는 피검자의 체중과 체력수준에 따라 달리한다. 각 단계별 운동시간은 2~3분으로 한다.

⑤ 심박수는 매 1~2분마다 재고, 혈압은 각 단계의 마지막 1분 동안 핸들을 잡지 않은 팔에서 잰다.

⑥ 심전도는 각 단계의 마지막 부분에 기록한다. 이상이 발견될 경우에는 기록횟수를 늘린다.

⑦ 언제 검사를 종료할 것인지에 대해서는 트레드밀 검사에서 설명한 것과 비슷하다.

⑧ 회복기에는 운동강도를 낮추면서 약 10분 동안 계속해서 페달을 밟는다. 회복기에도 혈압, 심박수 및 심전도 반응을 관찰한다.

이 방법은 혈압, 심박출량의 측정 및 혈액채취가 용이한 것이 장점이나, 하지근육부위의 부분적 피로에 대한 운동의 제한성, 정맥환류이 어려움, 근육 활동부위의 제한성 등이 단점으로 지적되고 있다.

특히 이러한 영향으로 트레이드밀 운동부하방법에 비해 최대산소섭취량이 7~10% 정도 낮게 나타나는 것으로 보고되고 있다.

<표 7-6>은 자전거 에르고미터를 이용한 최대운동검사의 운동부하량 조절방법을 도식화한 것이다.

〈표 7-6〉 자전거 에르고미터 최대운동부하 검사용 운동 프로토콜

일반적 방법(50rpm)				방법의 변형(추정치:3.0 1/min 기준)			
시간(분)	저항(kp)	파워		3.0 1/min이상		3.0 1/min이하	
		Watt	kpm/min	Watt	kpm/min	Watt	kpm/min
0~2	0.5	25	150	175	1050	125	750
2~4	1.0	50	300	200	1200	150	900
4~6	1.5	75	450	250	1500	175	1050
6~8	2.0	100	600	300	1800	200	1200
8~10	2.5	125	750	350	2100	250	1500
10~12	3.0	150	900	400	2400	300	1800
12~14	3.5	175	1050	450	2700	350	2100
14~16	4.0	200	1200	*150Watt로 5분 운동 및 3분 휴식 후 검사		*100Watt로 5분 준비운동 및 3분 휴식 후 검사	

(2) 트레이드밀 이용방법

트레이드밀 운동부하검사는 건가이 매우 좋지않은 사람에서부터 매우 건강한 사람에 이르기까지 그 범위가 광범위하다. 트레이드밀은 걷기와 달리기의 자연스러운 동작을 이용하는데 피험자에게 적절하게 속도를 조절할 수있으며, 심혈관계에 매우 높은 부하를 줄 수도 있다. 그러나 이동이 불가능하고 혈압이나 혈액채취와 같은 측정에는 어려움이 있다는 단점이 있다.

트레이드밀 이용방법은 트레이드밀의 경사와 스피드를 적절하게 조절하면서 운동부하를 증가시켜 최대운동 수행능력을 검사하는 방법으로 안정성의 고려 및 기술적인 적응과정이 필요하다. 트레이드밀 이용방법에는 Naugthon, Bruce, Balke, Ellested, Astrand 등의 방법이 있는데, 이중에서 Bruce 및 Balke방법이 가장 널리 이용되고 있다.

Bruce 방법은 시작단계에서 3-4MET씩 단계별로 증가시키는 방법으로써 어느 정도의 체력수준에 도달한 대상자에게 적합하다.

Balke방법은 그보다 낮은 수준의 대상자에게 적합하며 3.3MPH(miles per hour)의 일정한 속도에서 경사만 증가시켜 처음단계에는 3MET 각 단계별 1-2MET씩

증가시키는 방법이다.

Bruce 방법은 트레이드밀의 스피드와 경사를 동시에 조절하므로써 숙련되지 않은 검사자와 피검자들이 종종 당황하거나 곤란함을 느끼며 Balke, Bruce, Naughton에 방법을 적용할시 트레이드밀 경사가 15%이상 증가함에 따라 피검자에게 운동이 부자연스럽고 불편함을 느낀다. 또한 Balke방법과 같이 너무 잦은 운동부하량 조절은 산소섭취량 외에 기타 생리적 변인의 측정 · 분석에 부적절함이 노출되고 있다.

2) 최대하운동부하검사(간접측정)

최대산소섭취량의 직접측정법에 따르는 난점 위험성, 시간소비, 경제적 부담, 측정기술 등을 극복하기 위하여 많은 연구자들이 여러가지 형태의 간접측정법을 고안하였다.

간접측정법은 주로 스텝테스트(계단운동), 자전거 에르고미터, 트레이드밀을 이용한 최대하운동검사로써, 운동부하(강도)와 심박수 등을 변수로 하며 최대산소섭취량을 추정하는 방법이다.

(1) 트레이드밀 최대하 운동부하 검사

트레이드밀을 이용한 최대산소섭취량 추정의 대표적인 방법은 트레이드밀 다중(2개이상)운동 부하단계 방법으로써, 최대산소섭취량 추정을 위해 2개 또는 그 이상의 운동부하와 심박수 측정이 필요하고, 항정상태(steady state)의 심박수는 115에서 150회/분에 도달하여야 한다.

기울기(slope)는 2개의 최대하 운동부하의 차이와 운동부하에 따른 심박수 차이의 비율로 산출된다.

최대하운동부하의 트레이드밀 달리기시에 심박수와 산소소비량(운동부하량)의 차이로써 최대산소섭취량을 추정하는 방법은 아래(공식)와 같다.

(공식) 최대산소섭취량(VO_2max;mℓ/kg/min) =[운동부하 2의 산소소비량+(기울기)×(최대심박수 – 운동부하 2의 심박수)

여기에서 기울기, 운동 중 산소소비량 및 최대심박수는 다음 공식을 이용하여 산출한다.

· 기울기=(운동부하 2의 산소소비량−운동부하 1의 산소소비량)/(운동부하 2의 심박수−운동부하 1의 심박수) · 산소소비량(㎖/kg/min)=[트레이드밀 속도(m/min)×0.2(㎖/kg/min)/(m/min)]+[트레이드밀 경사도(%)×트레이드밀 속도(m/min)×1.8(㎖/kg/min)/(m/min)]×0.5+3.5(㎖/kg/min) · 최대심박수(회/분)=(220−나이)

다음은 40세 중년남자를 대상으로 다중 운동부하 방법의 트레이드밀 달리기 검사를 이용한 최대산소섭취량 추정의 예이다.

---

* 최대하운동검사 자료

· 피검자

나이=40세, 체중 70kg

· 트레이드밀 이용방법

· 운동부하

트레이드밀 경사도=3%

최대하운동부하 1(트레이드밀 속도1)=120m/min

최대하운동부하 2(트레이드밀 속도2)=160m/min

· 심박수

최대하운동부하 1의 심박수=120회/분

최대하운동부하 2의 심박수=150회/분

* 최대산소섭취량 추정

(절차 1) · 최대심박수를 구한다.

최대심박수(회/분)=(220−나이)

=220-40=180회/분

(절차 2) 최대하운동부하 트레이드밀 달리기시 산소소비량을 산출한다.

운동부하 1의 산소소비량(mℓ/kg/min)

= [120(m/min)×0.2(mℓ/kg/min)(m/min)]+

[0.03×120(m/min)×1.8(mℓ/kg/min)/(m/min)]×0.5+3.5(mℓ/kg/min)

= 24(mℓ/kg/min)+3.24(mℓ/kg/min)+3.5(mℓ/kg/min)

= 30.74(mℓ/kg/min)

운동부하 2의 산소소비량(mℓ/kg/min)

= [160(m/min)×0.2(mℓ/kg/min)/(m/min)]+[0.03×1609m/min)×

1.8(mℓ/kg/min)/(m/min)×0.5+3.5(mℓ/kg/min)

= 39.82(mℓ/kg/min)

(절차 3) 기울기를 계산한다.

기울기=(39.82−30.74)/(180−150)

(9.08)/(30)

≒0.30266 …

(절차 4) 최대산소섭취량을 계산한다.

최대산소섭취량(VO_2 max,mℓ/kg/min)

= 39.82+(0.14)×(150−20)

= 39.82+4.2

= 42.02(mℓ/kg/min)

그러므로 이 피검자의 단위 체중당 최대산소섭취량은 44.02(mℓ/kg/min)이다.

이것을 최대산소섭취량 절대치로 환산하면

최대산소섭취량 절대치(VO_2 max,mℓ/kg/min)

= (최대산소섭취량 상대치)×체중(kg)÷1000

= 44.02×70(kg)÷1000

$$= 3081.4 \div 1000$$
$$= 3.0814(\ell/\text{min})$$

---

(2) 자전거 에르고미터 최대하 운동부하 검사

자전거 에르고미터를 이용한 최대하 운동부하 검사방법은 이것을 고안한 연구자에 따라 약간의 차이는 있으나, 그 기본원리는 대동소이하다.

자전거 에르고미터는 기계적으로 플라이 휠에 저항을 주거나 페달 회전수를 증가시킴으로써 운동량을 증가시킬 수 있다.

최초 운동량과 단계별 부하의 증가는 피험자의 건강 정도와 운동부허검사 목적에 따라 달라지며, 휠의부하는 곧 심장혈관계의 과부하와 동일하다.

일반적으로 피검집단에 적합한 비율로 운동부하검사 동안 페달수가 일정하게 유지되는데 건강상태가 나쁜 경우 50-60rpm, 건강상태가 양호하거나 아주 좋은 경우에는 70-100rpm을 유지할 수 있다.

자전거 에르고미터는 운동부하 조절양식에 따라 자동식과 수동식이 있는데, 자동식 에르고미터는 부하량을 먼저 입력시키고 설정한 부하에 맞도록 바퀴(페달링) 회전수만을 유지하도록 되어있기 때문에 측정이 비교적 간편하고 용이하다. 이러한 자전거 에르고미터는 이동이 가능하며, 쉽게 측정이 가능하지만 주로 다리 근육을 사용하기 때문에 국부적인 피로를 야기시킬 수도 있다. 자동식은 수동식에 비하여 가격이 비싼 단점이 있으나, 특히 숙련되지 않은 초보검사자들도 쉽게 활용할 수 있다는 장점이 있다.

스웨덴 Vervberg의 Monark 자전거 에르고미터로 대변되는 수동식은 측정시 다소 불편한 점은 있으나, 가격이 저렴하고 측정치의 신뢰도가 높아 세계적으로 가장 널리 이용되고 있다.

① 오스트란드와 라이밍(Astrand and Ryhming) 검사방법

이 검사방법은 일정 부하운동에서 일정간 운동 중의 심박수를 측정하여 운동부하와 심박수 측정치를 기준으로 최대산소섭취량 추정표로부터 추정치를 구하는 방법이다.

남자 피검자의 운동부하는 50watt(300 kp · m/분), 100watt(600kp · m/분), 150watt(900kp · m/분), 200watt(1200kp · m/분), 250watt(1500kp · m/분)의 5가지 부하로 설정되어 있으며, 적정부하 수준은 일반적으로 75watt 또는 100watt 정도이다.

이 방법의 구체적인 측정절차는 다음과 같다.

(1단계) 운동부하를 설정한다.

적정운동 부하는 성별, 체중, 연령 등에 따라 차이가 있는데, 특히 측정시 피검자의 훈련된 정도(체력수준)을 고려하며 설정하는 것이 바람직하다. 이 측정방법의 작업강도는 기본적으로 운동 중의 심박수가 120-170회/분이 되도록 설정한다.

(2단계) 설정한 운동부하에 맞는 페달링 회전수와 마찰저항을 결정한다.

예를 들면, 설정한 운동부하량이 100watt일 경우 페달링 회전수는 분당 50회전(50rpm)으로 하고, 마찰저항 2kp(2kg)으로 하면 된다. (50rpm×2kp=100watt)

(3단계) 설정한 운동부하에서 6분 동안 일정한 템포로 운동을 지속시킨다.

이때 운동 중에 피검자의 상체나 팔이 심하게 움직이지 않도록 통제되어야 한다.

(4단계) 6분 동안 마지막 15초~20초 동안의 심박수를 측정한다.

만약 130회/분에는 부하 50watt 만큼 증가시켜 재측정한다.

〈표 7-7〉 Astrand Test 판정표

남자							
심박수 \ kpm/분	300	450	600	750	900	1200	1500
120	2.2	2.8	3.5	4.1	4.8		
121	2.2	2.8	3.4	4.1	4.7		
122	2.2	2.8	3.4	4.0	4.6	6.0	
123	2.1	2.7	3.4	4.0	4.6	5.9	
124	2.1	2.7	3.3	3.9	4.5	5.9	
125	2.0	2.6	3.2	3.8	4.4	5.8	
126	2.0	2.6	3.2	3.8	4.4	5.7	
127	2.0	2.5	3.1	3.7	4.3	5.6	
128	2.0	2.5	3.1	3.7	4.2	5.6	
129	1.9	2.4	3.0	3.6	4.2	5.6	
130	1.9	2.4	3.0	3.5	4.1	5.5	
131	1.9	2.3	2.9	3.4	4.0	5.4	
132	1.8	2.3	2.9	3.4	4.0	5.3	
133	1.8	2.3	2.8	3.3	3.9	5.3	
134	1.8	2.2	2.8	3.3	3.9	5.2	
135	1.7	2.2	2.8	3.3	3.8	5.1	
136	1.7	2.2	2.7	3.2	3.8	5.0	
137	1.7	2.2	2.7	3.2	3.7	5.0	
138	1.6	2.1	2.7	3.2	3.7	4.9	
139	1.6	2.1	2.6	3.1	3.6	4.8	
140	1.6	2.1	2.6	3.1	3.6	4.8	6.0
141			2.6	3.0	3.5	4.7	5.9
142			2.5	3.0	3.5	4.6	5.8
143			2.5	2.9	3.4	4.6	5.7
144			2.5	2.9	3.4	4.5	5.7
145			2.4	2.8	3.4	4.5	5.6
146			2.4	2.8	3.3	4.4	5.6
147			2.4	2.8	3.3	4.4	5.5
148			2.4	2.8	3.2	4.3	5.4
149			2.3	2.7	3.2	4.3	5.4
150			2.3	2.7	3.2	4.2	5.3
151			2.3	2.7	3.1	4.2	5.2
152			2.3	2.7	3.1	4.1	5.2
153			2.2	2.6	3.0	4.1	5.1
154			2.2	2.6	3.0	4.0	5.1
155			2.2	2.6	3.0	4.0	5.0
156			2.2	2.5	2.9	4.0	5.0
157			2.1	2.5	2.9	3.9	4.9
158			2.1	2.5	2.9	3.9	4.9
159			2.1	2.4	2.8	3.8	4.8
160			2.1	2.4	2.8	3.8	4.8
161			2.0	2.4	2.8	3.7	4.7
162			2.0	2.4	2.8	3.7	4.6
163			2.0	2.3	2.8	3.7	4.6
164			2.0	2.3	2.7	3.6	4.5
165			2.0	2.3	2.7	3.6	4.5
166			1.9	2.3	2.7	3.6	4.5
167			1.9	2.2	2.6	3.5	4.4
168			1.9	2.2	2.6	3.5	4.4
169			1.9	2.2	2.6	3.5	4.3
170			1.8	2.2	2.6	3.4	4.3

여자					
심박수 \ kpm/분	300	450	600	750	900
120	2.6	3.4	4.1	4.8	
121	2.5	3.3	4.0	4.8	
122	2.5	3.2	3.9	4.7	
123	2.4	3.1	3.9	4.6	
124	2.4	3.1	3.8	4.5	
125	2.3	3.0	3.7	4.4	
126	2.3	3.0	3.6	4.3	
127	2.2	2.9	3.5	4.2	
128	2.2	2.8	3.5	4.2	4.8
129	2.2	2.8	3.4	4.1	4.8
130	2.1	2.7	3.4	4.0	4.7
131	2.1	2.7	3.4	4.0	4.6
132	2.0	2.7	3.3	3.9	4.5
133	2.0	2.6	3.2	3.8	4.4
134	2.0	2.6	3.2	3.8	4.4
135	2.0	2.6	3.1	3.7	4.3
136	1.9	2.5	3.1	3.6	4.2
137	1.9	2.5	3.0	3.6	4.2
138	1.8	2.4	3.0	3.5	4.1
139	1.8	2.4	2.9	3.5	4.0
140	1.8	2.4	2.8	3.4	4.0
141	1.8	2.3	2.8	3.4	3.9
142	1.7	2.3	2.8	3.3	3.9
143	1.7	2.2	2.7	3.3	3.8
144	1.7	2.2	2.7	3.2	3.8
145	1.6	2.2	2.7	3.2	3.7
146	1.6	2.2	2.6	3.2	3.7
147	1.6	2.1	2.6	3.1	3.6
148	1.6	2.1	2.6	3.1	3.6
149		2.1	2.6	3.0	3.5
150		2.0	2.5	3.0	3.5
151		2.0	2.5	3.0	3.4
152		2.0	2.5	2.9	3.4
153		2.0	2.4	2.9	3.3
154		2.0	2.4	2.8	3.3
155		1.9	2.4	2.8	3.2
156		1.9	2.3	2.8	3.2
157		1.9	2.3	2.8	3.2
158		1.8	2.3	2.7	3.1
159		1.8	2.2	2.7	3.1
160		1.8	2.2	2.6	3.0
161		1.8	2.2	2.6	3.0
162		1.8	2.2	2.6	3.0
163		1.7	2.2	2.6	2.9
164		1.7	2.1	2.5	2.9
165		1.7	2.1	2.5	2.9
166		1.7	2.1	2.5	2.8
167		1.6	2.1	2.4	2.8
168		1.6	2.0	2.4	2.8
169		1.6	2.0	2.4	2.8
170		1.6	2.0	2.4	2.7

이때 페달링 회전수를 분당 60회전(60rpm)으로 한다면, 마찰저항이 1.667kp (1.667kg)가 되어야 하므로 마찰저항의 정확한 조절이 어려워진다.

(5단계) 운동부하와 심박수 측정치를 기준으로 추정표에서 최대산소섭취량(ℓ/min)을 구한다. 예를 들어 40대 남자 피검자가 150watt의 운동부하로 6분 동안 운동한 직후의 심박수가 150/분이었다면 이사람의 최대산소섭취량 추정치는 3.2ℓ/min이 된다.

(6단계) 피검자의 연령에 따른 보정계수 <표 7-8>를 이용하여 추정치를 수정한다. 즉, 이 사람의 연령이 40세이므로 <표 7-8> Astrand Test의 연령보정표에서 계수는 0.83이 되고, 수정치는 2.656ℓ/min(3.2×0.83=2.656)이 된다.

(7단계) 피검자의 체력(최대유산소 능력)수준의 상대적 평가를 할 경우, 수정치를 피검자의 체중으로 나누어 상대값(단위체중당 최대산소섭취량 : mℓ/kg/min)을 환산한다. 위 피검자의 체중이 70kg이라면, 단위 체중당 최대산소섭취량은 42.6mℓ/kg/min(2.6)÷70kg×1000mℓ/min=37.9mℓ/kg/min이 된다.

〈표 7-8〉 Astrand Test 연령보정표

연 령	계 수	최고심박수	계 수
15	1.10	210	1.12
20	1.05	205	1.06
25	1.00	200	1.00
30	0.93	195	0.96
35	0.87	190	0.93
40	0.83	185	0.83
45	0.78	170	0.75
50	0.75	160	0.69
55	0.71	150	0.64
60	0.68		
65	0.65		

② 폭스(Fox) 검사방법

오스트란드와 라이밍 방법 및 기타 최대하운동검사 방법들은 2개 이상의 작업강도에 따른 심박수를 측정하거나, 추정 오차를 적게 한다는 의미에서 심박수가 일정한 범위내의 값이 되도록 적절한 운동부하를 선택해야만 하므로 측정방법상의 간편성이 결여 되어 있다.

폭스는 이러한 복잡성을 해결하기 위하여 20대 젊은층을 대상으로 자전거 에르고미터에서 일정한 부하(150watt)에서 6분 동안 운동할 때의 심박수와 최대산소섭취량의 관계를 검토하여 다음과 같은 추정공식을 고안하였다.

· Y = 6300 - 19.26X · Y = 최대산소섭취량(㎖/min) · X = 150watt부하 운동 중 5분~6분 사이의 심박수(회/분)

예를 들어, 체중이 70kg인 20세 남자대학생을 대상으로 150watt 부하에서 6분 동안 자전거운동을 실시한 결과, 마지막 15초 동안의 심박수가 35회/분으로 나타났을 때, 이 피검자의 단위 체중당 최대산소섭취량은 51.48㎖/kg/min이 된다.

Y = 6300−19.26(심박수)

Y = 6300−19.26(140)

= 6300−2696.4

= 3603.6

= 51.48㎖/kg/min

이 방법은 취급변수가 심박수 뿐이어서 최대산소섭취량 추정이 매우 간편한 장점이 있다.

3) 스텝 테스트(step test)

자전거 에르고미터 및 트레드밀과 같은 특별한 운동부하 기구의 준비없이 부하기구가 가진 위험성을 방지하면서 누구나 쉽게 실시할 수 있는 방법으로써 목표 심박수에 도달되는 시간, 일정한 시간의 운동부하 후 심박수를 측정하는 방법 등에 의해서 최대산소섭취량을 추정할 수 있다.

① 퀸스 칼리지(Queen's College)스텝 테스트

남자는 높이 43.18cm의 상자에서 분당 24회로, 여자는 40.6cm 높이에서 분당 22회로 3분간 오르내리기 운동을 실시한 후 회복기 5초부터 15초 동안의 심박수를 측정하고, 이것을 1분간 심박수로 환산한 다음 아래 공식에 대입하여 최대산소섭취량을 추정하는 방법이다.

(남자) Y=111.33−0.42X
(여자) Y=65.81−0.185X
· Y=최대산소섭취량(㎖/kg/min)
· X=심박수(회/분)

② KSSI스텝 테스트

KSSI 스텝 테스트는 20~50대 남·여 성인을 대상으로, 일반적인 건물의 계단에서 일정한 속도의 오르내리기 운동 직후 심박수를 측정하여 최대산소섭취량을 추정하는 방법이다. 계단 높이의 폭은 각각 28cm , 30cm이고 계단운동 속도는 1분 동안에 30회씩 5분 동안 총150회를 반복하도록 고안되었다. 구체적인 측정요령과 방법은 다음과 같다.

계단운동 1회는 측정자의 구령 '하나, 둘'에 양발을 한발씩 차례로 2단계 위에 완전히 올려 차려자세가 된 다음, 구령 '셋, 넷'에 다시 한발씩 2계단을 내려와 원위치에서 차렷 자세로 끝나는 동작으로써 [그림 7-1]과 같이 1회 계단운동에는 2초가 소요된다.

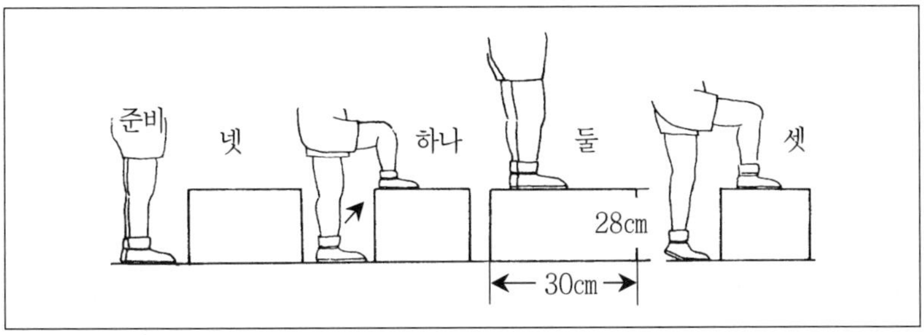

[그림 7-1] KSSI 스텝테스트 운동요령

이와 같은 방법으로 계단운동 시간이 5분이 경과할 때, 측정자의 '그만'이라는 신호에 따라 피검자는 5초 동안에 편안한 자세로 앉아 맥박을 찾는다.

운동종료 5초 후 측정자의 구령(맥박측정 시작)에 맞추어 15초 동안(운동종료 6초부터 20초까지)의 맥박수를 측정한 다음 이것에 4를 곱하여 1분간의 맥박수로 환산한다. 그리고 이 측정치를 <표 7-9>에 제시한 공식에 대입하여 피검자의 최대산소섭취량을 추정한다.

이때 추정공식은 피검자의 조건(성별과 연령)에 따라 사용하여야 한다.

〈표 7-9〉 KSSI 스텝테스트의 최대산소량 추정공식

연령	성	공식
20대	남	Y=−0.0842X+57.7674
	여	Y=−0.0964X+49.1668
30대	남	Y=−0.1764X+68.4567
	여	Y=0.1774X+28.7273
40대	남	Y=−0.2571X+70.7445
	여	Y=0.0574X+32.5551
50대	남	Y=−0.1336X+52.3207
	여	Y=−0.0209X+27.7056

· Y = 최대산소섭취량(mℓ/kg/min)

· X = 심박수(맥박수 : 회/분)

6. 최대운동부하 간접측정

최대산소섭취량을 측정하는 또 하나의 운동검사는 최대운동부하에 의한 추정방법으로써 피검자의 운동능력의 한계수준까지 점증적으로 운동부하를 부과하여 최대산소섭취량을 예측하는 방법이다. 따라서 최대하 운동검사에서처럼 최소한의 검사장비만을 가지고 최대산소섭취량을 간편하게 측정할 수 있는 장점이 있는 반면, 피검자에게 최대 운동수행을 요구하기 때문에 최대운동부하검사와 비슷한 단점을 내포하고 있다.

이 측정방법은 운동초보자나 체력수준이 낮은 사람에게는 적합하지 않으나 비교적 운동에 적응이 잘된 피검자를 대상으로 적용하였을 때 최대하운동부하 검사에 비하여 보다 정확한 추정치를 구할 수 있는 검사로 인정되고 있다.

Balke의 자전거 에르고미터 최대운동부하 간접측정법은 최대 운동부하 간접측정의 대표적인 방법으로써 운동부하는 처음 2분 동안 300kp · m/min(50watt;50rpm1kp)으로 하고, 이후 매 2분마다 150kp · m/min(25watt;50rpm×0.5kp)씩 피검자가 탈진할 때까지 증가시켜 나가는데, 이때 페달링 회전속도는 50rpm(1분에 50회전 속도)으로 일정하게 유지하도록 한다.

최대산소섭취량은 탈진시의 운동부하량을 다음 공식에 대입하여 측정한다.

(공식) 최대산소섭취량(VO_2max;mℓ/min)

[(최종 운동수행시 kp · m/min)×2mℓ(산소)] + 300mℓ 안정시 산소섭취량

* 최대운동부하 간접측정 자료

· 피검자 체중 : 60kg

· 검사 방법 : Balke의 최대운동부하 간접측정법

· 탈진까지의 운동지속 시간 : 15분 22초

문제 : 이 피검자의 최대산소섭취량 절대치와 상대치는 각각 얼마인가?

1. 탈진시 운동부하량을 구한다;15분 22초 동안 운동을 지속 하였기 때문에 최종 운동수행시 운동부하량은 1350kp · m/min이 된다.

2. 공식에 대입하여 VO_2max 절대치는 (1350kp · m.min×2mℓ+300mℓ)=3000mℓ/min 이므로 3.0ℓ/min이다.

3. 절대치를 피검자의 체중으로 나누어 상대치를 산출한다. : 이 사람의 체중이 60kg이므로 상대치는 50mℓ/kg/min(3.0ℓ/min 또는 3000mℓ/min÷60kg)이 된다.

7. 지구성 운동능력 검사

최대유산소 능력의 측정(여건, 도구 등)이 여의치 않은 사황에서 운동처방을 위하여 피검자의 체력(심폐기능, 최대산소섭취량) 수준을 상대적으로 평가하고자 할 때, 지구성 운동능력을 측정함으로써 간편하게 목적을 달성할 수 있다.

이러한 측정의 타당성은 일반적인 건강과 체력의 지표로 간주하고 있는 최대 유산소능력(호흡순환 기능)과 지구성 운동능력의 관계가 매우 밀접하며, 이들 두 변인이 직선비례적 상관관계를 유지하고 있다는 과학적 배경에 기초를 두고 있다.

지구성 운동능력은 특별한 측정도구나 기술 등을 필요로 하지 않고, 누구나 쉽게 측정할 수 있으며, 특히 운동재처방을 위하여 일정기간의 계획적인 운동에 따른 운동효과의 정도를 피검자 자신이 스스로 개략적인 평가를 할 수 있을 뿐만 아니라, 일시에 많은 피검자를 측정하고자 할 때 유용하게 활용할 수 있는 장점을 가지고 있다. 지구성 운동능력 측정방법은 연구자에 따라 다양하나, 대체로 일정부하 심박수 측정법, 일정거리를 최대한 빠르게 달리거나 걷는 시간측정 방법 또는 일정시간 동안 최대로 걷거나 달린 거리측정 방법 등이 가장 널리 사용되고 있다.

1) 하버드스텝 테스트

높이 50.8cm의 상자를 분당 30회로 5분 동안 오르내리기를 실시한 후 회복기 1, 2, 3분에 각 30초간 측정된 심박수를 토대로 신체효율지수를 산출하여 체력수준을 평가하는데,

· $\text{신체효율지수(PEL)} = \dfrac{\text{운동부하시간(초)} \times 100}{2 \times \text{회복기 심박수의 합(3회)}}$ 의 공식을 이용한다.

또한 회복기 1분에 30초간의 심박수를 측정하여

· $\text{신체효율지수(PEI)} = \dfrac{\text{운동부하시간(초)} \times 100}{5.5 \times \text{회복기 심박수}}$ 의 공식을 이용해서

산출하기도 한다.

이때 측정치가

90이상 수 (excellent)

89~80 우 (good)

79~65 미 (high average)

64~55 양 (low average)

55미만 가 (poor)로 평가한다.

2) 12분 달리기 테스트

미국 kemmeth. H. Cooper는 중고년자에 대하여 대단히 중요한 체력은 전신지구력에 있다고 말하고 12분간의 walking and Running의 체력 테스트를 고안하여 그것에 의해서 체력을 구분하였다. 12분 테스트 방법은 쿠퍼가 에어로빅으로 제창한 테스트 방법인데 이와 같은 방법을 일부에서는 1500m달리기 등으로 실시하여 왔다.

그러나 1500m달리기는 약 4~5분 정도로 완주하고 경주의 의미도 포함되어 있기 때문에 에너지원으로써 무산소적 대사에 의한 경우가 많고 지구성과 유산소성 능력은 정확히 측정할 수가 없다.

유산소성 대사기능이 운동에 대하여 충분히 적응하기 위해서는 적어도 5분 이상이 필요하기 때문에 5~20분 간의 전력으로 달릴 수 있는 테스트라면 유산소적 능력을 측정할 수가 있다. 또한 12분 달리기는 테스트와 거리와 체중과의 최대산소섭취량과는 높은 상관이 있다는 보고가 있어 아래 그림에서 체력수준의 구분과 지구주의 페이스를 구하면 운동처방의 자료가 된다.

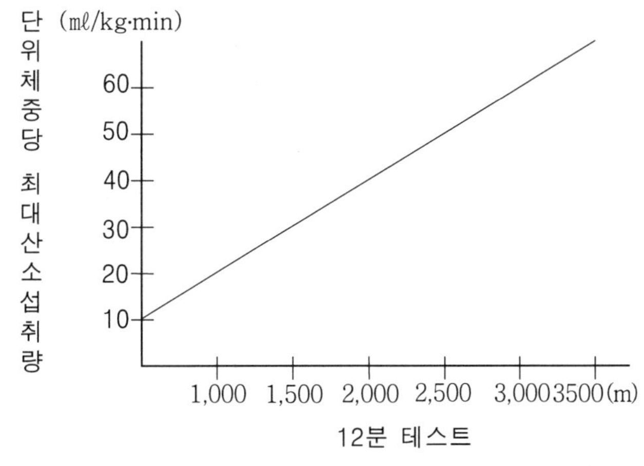

[그림 7-2] 12분주의 거리와 VO_2max와의 관계(일본체육과학센타, 1976)

3) 12분 달리기 테스트의 실제

12분 달리기 테스트는 거리측정이 용이한 트랙이 있는 운동장에서 실시하는 것이 좋은데, 피검자들이 12분 동안 최대한 먼거리를 뛰고, 걷도록 측정자의 독려가 필요하다.

Cooper의 보고에 의하면, 이 측정은 35세 미만의 경우에 건강상의 문제점이 없을 때에는 누구나 실시할 수 있으며, 35세 이상으로서 최근 6주 동안 주당 3일 이상 실시하지 않았을 경우에는 실시하지 않는 것이 바람직하다.

〈표 7-10〉 KSSI 12분 달리기 기록범위

연령	성별	체 력 수 준				
		수	우	미	양	가
20대	남	≥2834	2833-2569	2568-2322	2321-2058	≤2057
	여	≥2366	2365-2045	2044-1745	1744-1424	≤1423
30대	남	≥2952	2951-2656	2655-2379	2378-2084	≤2083
	여	≥2136	2135-1895	1894-1670	1669-1430	≤1429
40대	남	≥2525	2524-2130	2129-1844	1840-1640	≤1639
	여	≥1805	1804-1572	1571-1510	1509-1377	≤1376
50대	남	≥2220	2219-1960	1959-1783	1782-1662	≤1661
	여	≥1790	1789-1647	1646-1555	1554-1270	≤1269

Exercise Prescription and Exercise Rehabilitation

제8장 유아기와 노년기의 운동처방

1. 유아기의 운동처방
2. 노년기의 운동처방
3. 노화의 일반적인 문제들
4. 흡연과 금연

제8장 유아기와 노년기의 운동처방

1. 유아기의 운동처방

1) 유아의 신체

유아기는 인간으로서 가장 중요한 발달 시기이다.

객체로서의 모든 기본적 형성이 이루어지고 성격, 지능발달, 운동발달 등 일생을 좌우하는 중요한 발달 요인이 대부분 이때에 형성된다는 것이 학자들의 연구에 의해 보고되었다.

유아의 신체적 발달은 대체로 다음과 같은 원리에 의한다.

① 전체적인 체제로부터 부분적으로 발달한다.
② 일반적인 것으로부터 특수한 것으로 발달한다.
③ 성장은 대체로 두부(머리)로부터 시작하여 하부로 옮겨진다.
④ 신체의 각 부분은 각부의 독자적인 성장을 이룬다.
⑤ 신체 각 부분은 서로 역학적 상호관계를 밀접하게 유지한다.
⑥ 성장은 분화의 과정이며 동시에 확대의 과정이다.

유아의 신장, 체중, 가슴둘레는 신체발육과 영양상태를 관찰하는 중요한 자료가 된다. 그리고 발육 중에 있는 유아의 신체는 성인에 비하여 여러가지 특징이 나타난다. 그중에서 기초대사량(절대적으로 안전한 상태에서 소비되는 에너지의 양)은 연령이 적을수록 크게 나타난다. 수분대사도 성인에 비하여 활발하게 이루어지며 수분부족에 대해 민감한 반응을 보여 성인은 갈증을 느끼지 않더라도 유아는 물을 원하는 때가 많다.

심장의 크기도 신체운동이 활발해짐에 따라 커지며, 형체도 점차적으로 성인과 비슷해지기 시작한다. 그러나 유아의 심장은 비교적 작으며 1회 심박출량이 적기 때문에 장시간의 달리기나 격렬한 운동은 피해야 한다.

2) 유아의 운동기능

유아의 운동기능 발달은 신체의 발육과 일정한 경향을 보이는데 운동에 의해서 자란다는 말과 같이 식사를 하고 수면을 취하는 일 외에는 항상 운동을 한다. 따라서 유아기에는 활동을 많이 하면 할수록 건강을 입증하는 것이 되기도 한다.

이 시기는 신경 · 근육의 발달과 함께 운동기능이 급속도로 발달하며, 유아 초기에 걷기 시작할 때부터 기어오르기, 미끄럼틀타기, 세발자전거 타기 등이 활발하고 손의 조절도 자유롭게 할 수 있게 되어 인간으로서의 기본적인 행동형이 완성된다고 볼 수 있다. 유아의 활동장소를 가정에서 실외로 나가서 다른 유아들과 놀이도 하면서 사회성이 발달되기 시작한다. 이때부터 운동발달의 기본이 형성되며 국부적으로 분화되어 성숙하게 되고 학습의 영향으로 힘의 방향, 정확성 그리고 조직적으로 협응 발달한다.

운동에 필요한 기초적 기능으로써 근 · 골격계 기능, 신경기능, 호흡 · 순환 기능, 감각기능 등이 있는데 실제로 운동을 할 경우에는 이들 기능과 더불어 형태의 발달이 기초가 된다. 대개 다섯살 정도가 되면 직접 운동과 관련되는 골격근의 역할로 체중과 균형이 맞게끔 근조직이 이루어져 매달리기, 기어오르기까지 할 수 있도록 발달된다. 그리고 유아기에 있어서 신경기능이 현저하게 발달되나, 근육을 지배하는 신경기능은 충분한 발달을 보이지 않다가 네 살 후반경이 되면 급속히 발달하여 복잡한 활동이 가능해진다.

호흡 · 순환기능은 운동을 급격히 지속적으로 할 때 산소섭취량이나 혈액공급량을 조절하는 역할을 하게 되며, 다섯 살 경이 되면 격렬한 운동도 어느 정도 참을 수 있게 된다.

운동과 밀접한 관계가 있는 감각기능에 있어서는 시각, 청각이 성인과 비슷하게 발달하는데 비하여 평형감각, 심부감각은 근육발달과 연관되어 5세 이후에 현저한 발달을 보인다. 이러한 모든 기능은 유아의 운동정도에 따라 발육 · 발달이 촉진되는 개인차가 있으므로 이점을 충분히 고려할 필요가 있다.

3) 유아에 필요한 운동

유아는 높이뛰기 운동을 즐기며 높이뛰기 능력과 함께 빨리 뛰기 능력도 좋아지는 데 이때에는 멀리뛰기, 높이뛰기 등의 운동시에 다리 근육의 힘을 순간적으로 최대한 이용하도록 한다. 다음으로 매달리기, 밀기, 높이뛰기, 기어오르기 등의 운동을 계속할 수 있도록 근지구력, 호흡 · 순환기의 기능을 증가시키는 것이 필요하다.

운동경험 정도가 영향을 많이 미치는 균형조절 능력은 나이가 들어감에 따라 그 개인차도 커지는데 3세의 어린이는 몸의 방향을 급히 변화시키는 능력이 미비하여 신체균형을 잡기가 어려우며, 4세 때가 되면 정해진 방향으로 급히 방향을 바꾸는 것은 가능하나, 그 동작이 충분하지는 않다. 때문에 조절능력 중에서 몸의 움직임을 정교하게 하는 능력을 갖도록 지도하는 것이 필요해진다.

2. 노년기의 운동처방

1) 노인과 운동

노인에게 있어 운동이란 삶의 질을 향상시키고 일의 수행능력을 개선시킨다. 또 즐거운 오락을 제공할 뿐만 아니라 노화현상을 늦추게 한다. 노화란 한마디로 늙는다는 것이며, 이것은 생명체의 신체적 · 정신적 기능이 점차 쇠퇴해져 가는 과정이라 하겠다. 노년기의 운동부족은 청장년에 비하여 보다 더 심각한 장애를 초래하는데 이는 퇴행성 관절염이나 골다공증과 같은 근·골격질환을 가속화시키고 심부전증이나 혈전증, 만성폐쇄성 폐질환 등의 심폐기관 질병을 유발한다. 그러므로 노년기의 운동은 노인들의 특수한 생리해부학적인 문제들과 심리적인 특성을 잘 고려하여 실시하여야만 안정적이고 효과적이면서도 즐거운 운동을 할 수 있다.

노년기에는 심장이나 혈관의 기능이 감소하는 생리적인 변화를 갖는다.

심장의 기능은 운동능력 면에서 젊은 사람에 비해 현저하게 감소한다. 이것은 심장근육이 약해져서 혈액을 펌프질해내는 힘이 저하됨은 물론이고 심장의 박동수 또한 감소하기 때문에 충분한 양의 혈액을 필요로 하는 근육에 혈액을 보낼 수 없기 때문이다. 또한 혈관의 탄력성을 상실하게 되어 혈압이 안정될 뿐만 아니라 운동시 젊은 사람에 비해서 많이 올라가게 된다. 동시에 나이가 많이 들수록 운동의 위험을 초래할 수 있는 심장이나 혈관계질환을 더 많이 갖게 된다. 예를 들어서 동맥경화와 이로 인한 심장병 같은 것을 가지고 있을 가능성이 많기 때문에 진찰과 필요한 검사를 한 후에 조심스럽게 운동을 실시해야 한다. 나이가 들면 호흡기능도 감소하는데 대개 70세 정도되면 폐활량 자체가 젊은 사람에 비해서 40~50%가 감소한다. 그리고 신경기능 또한 감소하는데 70세 정도 되면 신경전도 속도가 10~15% 정도 감소하여 순발력이나 민첩성이 떨어지고 청력이나 시력도 감퇴한다. 뿐만 아니라 근력도 감소하고 뼈도 약해지며 관절의 유연성 또한 감소하므로 운동 중에 예기치 않았던 골절이나 염좌 등 부상이 발생할 가능성이 많다.

노인들에게 좋은 운동의 종류에는, 대부분의 노인들이 퇴행성 관절염과 같은 근육관절 등에 문제가 많기 때문에 달리기와 뛰기 같은 충격량이 많은 운동은 오히려 위해로우며 걷기, 수영, 고정식 사이클과 같이 충격량이 거의 없거나 적은 운동을 선택하는 것이 바람직하다. 평소에 운동을 하지 않는 노인들은 특히 근력과 유연성이 많이 저하되어 있으므로 먼저 다리나 팔의 큰 근육들의 근력과 유연성을 강화시키는 운동이 필요하다. 이를 위해서는 스트레칭 운동이나 맨손체조 같은 운동이 도움이 된다. 운동의 빈도는 젊은 사람들보다 오히려 자주하는 것이 좋아서 일주일에 5~7일 정도 하는 것이 바람직하다. 이렇게 횟수를 증가시키는 것이 지구력과 유연성을 유지하는데 도움이 되기 때문이다. 또한 운동횟수를 많이 하는 대신 운동강도는 약하게 하며, 운동의 지속시간은 20~40분 정도가 좋다.

즉, 나이가 많을수록 운동의 강도는 점점 약해지고 운동의 지속시간은 점차 길게 하도록 한다.

이처럼 노인들의 운동은 강도를 적절하게 하는 것이 매우 중요하다.

만일 허혈성 심장병의 증상이나 위험요인을 가지고 있는 경우에는 물론 정밀한 운동검사 결과에 따라서 운동강도를 결정해야 한다.

대개 노인들은 연령과 개인에 따라서 운동능력의 차이가 심하고 또 여러가지 만성병으로 인해 약물을 복용하는 경우가 많기 때문에 심박수를 이용해 운동강도를 정하기가 어렵다. 그러나 운동시 약간 힘들다고 느끼는 정도로 운동하면 대개는 적절한 운동강도를 유지하게 된다. 너무 숨이 차서 말하기 조차 힘들 정도가 되면 이는 운동강도가 매우 높다고 볼 수 있다.

운동을 처음 시작하는 초보자의 경우 처음 2~4개월은 아주 가볍게 시작해서 운동량을 서서히 늘려가도록 해야 하며 처음부터 너무 심하게 운동하려면 오히려 위험하다.

예를 들면 처음에는 하루에 15분씩 1주에 3일 정도의 걷기로시작해서 1~2주 간격으로 운동시간이나 횟수를 점차 늘려가도록 한다. 참고로, 현대의 성인병 예방에는 걷기운동이 최고의 효과를 제공한다는 것을 알아두자. 걷기는 운동 중에 가장 기본이 되며, 신체에 무리를 주지 않는 안전한 운동으로 상해발생율도 거의 없어 안심하고 행해도 좋다.

2) 노년기 운동의 주의점

노인들은 운동을 하기 전에 먼저 여러가지 병력이라든가 위험요인에 대한 평가를 특히 잘 해야 하며, 따라서 가급적이면 의사가 직접 진찰을 해서 건강상태를 정확히 평가하는 것이 좋다. 또한 의학적 검사 뿐만 아니라 노인들은 심폐지구력, 유연성, 근력 등 기초적인 체력을 검사하여 체력 수준에 알맞는 운동을 실시한다.

만일 협심증이나 심장병이 있다든가 고혈압, 당뇨병 등 주요한 위험요인을 가지고 있는 경우에는 진단은 물론 신체기능의 평가를 위해 운동검사를 반드시 시행해야만 한다.

노인들은 청소년들에 비해서 심폐기능이나 근육, 신경기능이 신속히 적응하지 못하므로 운동 전후에 충분한 준비운동과 정리운동을 하는 것이 좋다. 그리고 운동 중에 심한 호흡곤란, 어지러움증, 심장에 통증이 생기면 운동을 중지해야 하고, 의사의 진찰을 받아야 한다. 또한 운동 후 심한 피로감을 느끼거나 수면장애가 있을 경우는 대개 운동의 과다에서 오는 증상이므로 이때에는 운동량을 줄인다. 그러나 심한 신체운동 능력의 장애가 있는 경우라 할지라도 그 상황에서 행할 수 있는 운동이 여러 가지가 있으므로 전문가의 운동처방이나 의사의 지도에 따라 움직이는 동작을 끊임없이 추구하도록 한다.

(1) 걷기운동 프로그램

1) 허리를 똑바로 세우고 배를 내밀지 않은 상태에서 반듯이 걸어야 하며, 몸에 무리한 힘을 주지 않고, 자연스럽게 움직이도록 해야 한다.
2) 각 단계의 목표시간에 충분히 도달한 후 다음 단계로 넘어 가야 한다.
3) 거리를 계산하는 방법으로 먼저 자신의 보폭 길이에 따라 보폭 수로 계산하거나 도로변에 세워져 있는 전신주 수로 계산할 수 있다.

〈표 8-1〉 노인을 위한 걷기운동 프로그램

단계	실시기간	거리(m)	운동시간(분)	걷기속도
1단계	1~3주	1,600	18~20	80~90m/분
2단계	4~6주	2,400	27~29	80~90m/분
3단계	7~9주	3,200	34~38	85~95m/분
4단계	10~12주	4,000	40~43	90~100m/분
5단계	13~16주	4,800	48~55	95~100m/분

* 우리나라 체육청소년부 자료

2. 노화의 일반적인 문제들

1) 넘어지기의 운동처방

노인에게는 넘어지는 것과 운동성의 감소가 가장 재대한 관심사이다. 노인의 넘어짐과 그 결과 손상의 통계는 가히 놀랄만하다. 공동 주거 노인이 넘어지는 비율은 70대에서 25%, 75세 이후에서 35%를 보인다. 넘어짐의 결과 사망에 이르는 비율은 높지 않지만 65세 이상 남녀 노인에서 넘어짐에 의한 합병증 손상으로부터 사망의 요인을 제공한다. 흥미로운 것은, 사망하기 수개월 전에 넘어짐이 집중 발생한다는 점이다. 넘어지는 것을 방지하는데는 운동이 열쇠이다. 기능적으로, 감소된 관절의 가동성과 근력의 제한, 감소된 운동 범위, 비협조성, 그리고 보행의 편위가 노인이 잘 넘어지게 하는 요인이 될 수 있다. 조사 연구들은 하지의 약증, 특히 족관절과 슬관절의 약증은 노인이 자주 넘어지는 것과 매우 관련이 있다는 것을 제시하고 있다.

2) 컨디션 저하

급만성 질환으로 인하여 병원 생활을 하게 될 때 노인들은 컨디션이 저하될 위험이 대단히 높다. 더욱이, 좌식 생활이 컨디션 저하를 이끌 수 있다. 컨디션의 저하는 단순히 비활동과 활동의 감소로 인한 생리학적인 변화를 일으키고 이것이 기능의 감소를 초래하는 것이다. 컨디션 저하는 비활동에 의하여 초래되는, 활동에 의하여 역효과가 만들어지는 각기관계의 생리학적 다발적 변화라고 하였다. 주요한 진단에 관계없이 노인에게는 그 발생 빈도가 높다. 그러므로, 예방과 치료를 위하여 운동으로 극복하여야 한다. 그러나, 운동이 노인의 신체적 상태를 증진시키지만 그러한 결과를 얻는데는 많은 시간이 걸린다. 따라서 안전을 위한 주의 사항을 유념하는 것이 중요하다.

3. 흡연과 금연

1) 흡연

아직은 여성보다 남성이 더 많이 담배를 피우지만 여성의 흡연율은 날로 증가하고 있으며, 청소년층의 흡연율 또한 점차 증가하는 추세를 보이고 있다. 이것은 흡연을 긍정적으로 생각하는 사람이 그만큼 많아졌다는 것을 말해주는 것이다. 그러나 어려서부터 흡연을 시작한 사람일 수록 나이가 들어서까지 흡연가로 남을 확률이 크다고 볼 때 이런 현상은 건강사회에 전혀 도움이 되지 않으며, 오히려 유해한 결과를 초래할 뿐이다.

흡연하는 이유로는 여러가지가 있겠지만 그중 몇 가지를 살펴보면
○ 자극 및 이완을 위하여
○ 불안감을 해소시키기 위하여
○ 남과 다르게 보이기 위하여
○ 날씬해지기 위하여 등을 들 수 있다.

하지만 담배 속에 들어있는 유해물질의 종류는 약 4,000여 가지나 되며 이중 인체에 심각한 영향을 미치는 발암물질과 발암유발물질이 수십여종에 이른다. 이밖에도 만성 호흡기 질환, 심혈관 질환의 유발원인이 되기도 한다.

인체에 유해한 화학물질은 담배가 불에 탈 때 900℃에 이르게 되는 중심의 고온에서 유기물질이 열분해, 열합성, 증류, 승화, 수소화, 산화, 탈수 등의 과정을 거쳐 생성된다. 그리고 이런 물질들은 성질상 크게 니코틴, 타르, 일산화탄소, 페놀 등으로 구분할 수 있다.

(1) 니코틴(nicotine)

순수한 니코틴 원액은 무색의 유성으로 맹독성을 갖고 있으며 습관성 및 중독성의

원인물질로 금연을 방해하는 원인물질이다. 즉, 니코틴은 아편과 거의 같은 수준의 습관성 중독을 일으키는 화학물질로 담배를 끊지 못하고 계속 피워야 되는 이유가 바로 이 니코틴 때문이다. 니코틴이 소량일 때에는 중추신경계를 자극하지만 지속적인 니코틴의 자극은 뇌세포를 파괴한다. 또 니코틴은 신경을 마비시킬 뿐만 아니라 혈관을 수축하여 맥박을 빠르게 하고 혈압을 상승시키기 때문에 뇌혈관계 질환이나 순환기계 질환의 직접적인 원인이 된다. 또한 콜레스테롤을 증가시켜 동맥경화를 악화시키고, 위장관 점막을 자극하여 소화기궤양을 일으키며 내분비계 및 호흡기에도 나쁜 영향을 미친다.

세계적으로 매년 2백50만 명이 흡연 때문에 질병이 생겨 사망하는데 교통사고로 매년 1만2천여 명이 사망하는 것과 비교하면 흡연으로 인한 피해가 얼마나 큰가를 알 수 있다.

(2) 타르(tar)

타르는 흔히 담배진이라고 불리는 대표적인 발암물질로써 담배가 우리 건강에 주는 독성의 대부분은 바로 이 타르 속에 들어있는 각종 독성물질과 발암물질에 의한 것으로 기관지 점막과 폐포에 손상을 입혀 질병을 일으킨다. 물론 필터에 의해서 어느 정도는 여과가 되기는 하지만 흡연량이 늘어나면 별 효과가 없다.

(3) 일산화탄소(CO)

담배의 기체성분에 일산화탄소(CO)가 있다. 일산화탄소는 헤모글로빈과 결합력이 매우 강하여 산소보다 200배나 높다. 따라서 담배를 피우면 일산화탄소가 혈액의 산소운반 능력을 감퇴시 켜 만성 저산소증을 일으켜 신진대사에 장애를 가져온다. 즉, 흡연시 폐포내 가스교환이 방해받기 때문에 호흡장애가 일어나게 되고 뇌에도 산소공급이 충분하지 않아서 머리가 아프게 된다. 다시 말해서 담배를 많이 피우거나 담배 연기가 가득한 방에 오래 있으면 정신이 멍해지는 것이 바로 일산화탄소 때문이다. 기체성분에는 일산화탄소 이외에도 나이틀로스아민계, 포름알데하이드, 아크롤레인계, 산화질소, 암모니아, 하이드라진, 염화크로라이드, 유레탄 등의 많은 유해물질이 있다.

(4) 페놀(phenol)

담배연가가 자욱한 실내에 들어서면 눈아 따가운데 이것은 페놀이 안 점막을 자극하기 때문이다.

2) 금연이 인체에 미치는 효과

- 금연 후 2시간이 경과되면 혈액 속에서 니코틴이 완전히 없어진다.
- 6시간이 경과되면 맥박과 혈압이 낮아지기 시작하며 한 달 정도 지나면 혈압이 정상으로 돌아온다.
- 12~24시간 이내에는 일산화탄소가 완전히 체외로 배출되며, 폐기능이 향상된다. 또 육체적 노동을 할 때 숨이 덜가쁘고 지구력도 좋아진다.
- 2일 이내에 기분이 상쾌해지고 몸과 옷에서 담배냄새가 사라진다. 또한 미각도 되살아나고 후각도 정상으로 돌아온다. 뿐만 아니라 금연을 성취해낸 데 대한 행복감을 맛보게 된다.
- 1주일 이내에는 폐속에 누적된 점액(가래)이 묽어지고 몇 주일에 걸쳐 기침을 통해 몸밖으로 빠져나간다. 또 폐의 정화기능을 담당하는 섬모가 원래 기능으로 회복된다.
- 2개월이 지나면 사지로 전달되는 혈류의 상태가 좋아지고 보다 활기찬 활력을 찾게 되며, 더불어 자신의 신체에 대한 자신감과 만족감을 얻는다.
- 3개월 후에는 폐의 자체정화 기능이 완전히 정상화되고 남자의 경우 정자의 수도 증가하게 된다.
- 5년 후가 되면 심장마비로 인한 죽음의 위험률이 거의 비흡연자와 같아지게 된다.

이처럼 건강에 관한한 담배를 피우지 않는 것이 바람직하고 피우던 사람도 금연하면 건강에 큰 이익을 얻게 된다. 따라서 금연은 빠를수록 좋으며, 평소에 많이 피우던 사람일수록 금연하면 건강적 차이가 클 뿐만 아니라 타인에게도 피해를 주지 않게 된다.

제9장 운동처방의 기초 검사

1. 운동부하검사의 개념
2. 최대산소섭취량
3. 혈압
4. 심전도

제9장 운동처방의 기초 검사

1. 운동부하검사의 개념

운동부하검사(exercise stress testing)는실제 운동을 실행하여 근·관절계나 순환기계에 부하를 가하여 운동능력 및 유산소 능력의 한계를 평가하거나 순환기계에 이상이 발생하지 않는지의 여부를 테스트하는 것을 말한다. 이러한 운동부하검사는 운동부하를 단계적으로 높여감으로써 안정시에 나타나지 않는 심장질환을 운동 중에 진단하고, 생리적 기능과 능력을 측정평가함으로써 개별적 운동처방에 필요한 정보를 수집하는데 그 목적이 있다. 즉, 안정시에는 나타나지 않지만 운동량으로 신체에 부하를 가할 때 나타나는 각 신체기관의 변화를 측정할 수 있는 각종 검사를 말한다. 다시 말해서 일정한 운동을 시키면서 이때 변하는 혈압과 맥박수, 최대산소섭취량, 1회 호흡시 내뱉는 이산화탄소량, 운동직후 혈압과 맥박의 회복도 등에 관련된 검사이다.

운동부하검사의 장점은 안정시에는 본인이 몰랐던 신체적 약점을 운동을 통해서 쉽게 발견할 수 있다는 것이다.

운동부하검사는 운동의 효과판정에도 유효하며, 검사결과는 처방해야 할 운동강도의 한계점(안전한계)를 결정하는데 신뢰할만한 정보를 제공한다. 이와 같은 운동부하검사를 올바르게 수행하기 위해서는 운동부하검사에 수반되는 몇 가지 기본적인 개념을 충분히 이해하여야 한다.

1) 에너지(energy), 일(work), 파워(power)

개인의 신체적 능력을 알아보기 위한 가장 타당한 방법은 개인이 소비할 수 있는 에너지 최대량을 측정하는 것이다. 이 측정은 힘든 운동을 할 때 산소를 소비할 수 있는 최대능력을 측정함으로써 간접적으로 알 수 있다. 이때 운동은 에르고미터 자전거(Ergometer bicycle)나 트레이드밀(Tread mill)을 사용하는데 이는 운동량을 적당한 수준에서부터 최대한도까지 조절하기 좋기 때문이다.

이외에 때에 따라서는 하버드스텝이나 로잉머신을 이용하기도 한다.

최대운동시 개인이 소비하는 산소량(대개 ℓ로 표시함)은 kg · m와 같은 작업단위로 바꿀 수 있다. 에너지 소비와 에너지 측정방법을 이해하는 것은 매우 중요한데 그것은 인간이 에너지를 소비함으로써 동작을 할 수 있기 때문이다. 그러므로 운동수행시 에너지 소비량의 완전한 이해를 위하여 에너지, 일, 파워의 개념과 이들 상호간의 관계를 알아보기로 한다.

(1) 에너지(energy)

에너지를 작업(일)을 수행하는 능력이라 정의할 수 있다.

우리들은 일상생활 중에서도 에너지라는 말을 흔히 사용하고 있다.

이렇게 일상 쓰는 말 속에 에너지의 본질적인 뜻이 포함되어 있다 할지라도 용어를 쉽게 정리하기란 어려운 편이다. 실제로 에너지의 형태를 본 사람도 없고 취급한 사람도 없지만 누구나 에너지 효력은 느끼고 있다. 즉, 에너지의 효력은 우리 주위에서 볼 수 있는 달리는 자동차, 태양, 핵 또는 인체의 움직임 그 자체 등 이 모든 것이 에너지의 예가 된다. 일반적으로 에너지는 화학적에너지 · 기계적에너지 · 열에너지 · 빛에너지 · 전기에너지 · 핵에너지 6가지 형태로 분류되어 있으며, 각 에너지는 하나의 형태에서 다른 형태로 바뀌어질 수 있다. 인체가 움직이는 것은 화학적에너지(음식물)가 기계적에너지로 바뀌는 것으로 에너지(ATP)는 음식물에서 오는 것이다. 또한 인체는 화학적 에너지를 전기 에너지로 바꾼다.

근육을 수축시키기 위한 자극은 바로 전기에너지이다.

심전도는 심장근의 전기자극을 종이에 기록하는 것이고 근전도(EMG : electro

myogram)는 골격근에 나타나는 전기자극을 종이에 기록하는 것이다.

화학반응의 에너지원은 분자를 분해하거나 재합성하는데에서 나온다. 이중 어떤 것이든 같은 양의 에너지(열)가 반응시 방출한다. 예를 들어 수소가 산소와 반응을 일으키면 물을 합성하면서 68.4kcal를 낸다. 물의 분자를 산소와 수소로 분리시키려면 같은 양의 에너지 68.4kcal가 필요하다. 이것을 열역학 제1법칙이라 한다.

(2) 일(work)

물리학자들은 일을 협의의 의미에서 정의하는데, 일이란 어떤 거리에 작용한 힘을 말한다.

예를 들어 5kg 무게의 책을 수직으로 5m 들어올렸다면 운동량은 25kg · m가 될 것이다. 1kg · m은 인체에 1kg의 힘이 작용했을 때 힘과 같은 방향으로 1m 거리만큼 움직인 것을 말한다.

이것을 공식으로 표시하면

$$W = F \times D$$

여기서 W=작업량(운동량)

F=힘(힘은 일정해야 한다)

D=힘이 작용하여 움직인 거리(거리라는 것은 힘이 작용할 때 힘과 같은 방향으로 인체가 움직인 길이를 말한다)

작업량은 다른 용어로 표시될 수도 있다.

<표 9-1>에서는 최종 측정을 어떻게 표시할 것인가에 따라서 서로 전환이 가능한 여러가지 작업과 에너지의 단위가 나타나 있다.

〈표 9-1〉 에너지와 작업량 단위

1foot-pound	=0.13825kg-meter
1kg-meter	=7.23foot-pounds
1kcal	=3.086foot-pounds
1kcal	=426.4kg-meters
1kT	=1000joules=0.23892kcal

* kilogram-meter : 1kg을 1m 옮기는데 필요한 에너지이다.

(3) 파워(Power)

파워(power)란 단위 시간내에 행한 작업량(운동량)을 말한다. 파워는 다음과 같이 표시할 수 있다.

$$\text{파워(P)}\ \frac{\text{작업량(운동량)}}{\text{시 간}} = \frac{\text{Work(W)}}{\text{Time(T)}} = \frac{F \times D}{T}$$

앞에서 말한 예와 같이 5kg 무게의 책을 5m 높이로 1초에 올렸다면 이때 파워는 초당 25kg · m/s로 표시될 것이다.

<표 9-2>에 파워를 표시할 수 있는 여러가지 방법이 나타나 있다.

〈표 9-2〉 파워 단위간의 관계

	HORSE POWER	kg METERS/ MINUTE	Foot POUNDS/ MINUTE	WATTS	kcal/ MINUTE	kj/ MINUTE
1 horsepower	1.0	4,564.0	33,000.0	746.0	10..694	44.743
1kg-meter/minute	0.000219	1.0	7.23	0.16345	0.00234	0.0098068
1foot-pound/minute	0.00003	0.1383	1.0	0.0226	0.000324	0.0013562
1Watt	0.001341	6.118	44.236	1.0	0.014335	0.599995
1kcal/minute	0.09355	426.78	3086.0	69.759	1.0	4.1855
1kj/minute	0.02235	101.97	737.307	16.667	0.23892	1.0

위에서 반드시 알아야 할 것은 에너지, 일, 파워의 의미가 6가지의 에너지 형태로 바뀌어질 수 있다는 것이다.

이런 개념의 중요성은 첫째, 여러가지 일을 할 때 인체에서 방출하는 열의 양을 통해 인간의 열운동을 어떻게 직접적으로 측정할 수 있느냐 하는 것과 둘째, 열의 측정이 어떻게 음식물의 에너지 값을 결정하는데 응용될 수 있느냐 하는 것이다. 예를 들면 에너지양 혹은 좀더 정확히 말해서 음료수 한 병, 또 보통 크기의 감자나 한 조각의 빵에 몇 칼로리가 들어 있느냐 하는 것이며 이것에 대한 지식은 체중조절을 이해하는데 매우 중요하다. 셋째, 운동생리학자들이 어떻게 간접적인 방법에 의해서 음식물을 산화하는데 필요한 연료 즉 활동을 수행할 수 있도록 에너지를 공급하는 과정에 사용되는 산소량을 결정해서 에너지를 측정하느냐 하는 것이다.

2) 운동강도와 운동량

운동강도는 단위시간 내의 운동량을 말한다. 한편 운동량은 운동강도에 운동한 시간을 곱하여 산출한다. 운동강도와 운동량은 여러가지 방법으로 표시할 수 있으며, 분리하여 사용한다.

운동강도=운동량/운동시간

운동량=운동강도×운동시간

(1) 운동강도와 표시법

① kg · m/min 또는 kp · m/min

kg · m는 1kg의 중량을 1m 들어올리는 운동량이다. 예를 들어 70kg의 체중을 가진 사람이 계단을 수직거리로 하여 매분 20m 올라갔을 때 운동강도는 70kg×20m/min=1,400kg · m/min이다. kp는 힘의 단위이며 지구상에서 질량 1kg의 물체에 작용하는 중력의 크기를 말한다. 따라서 지구상에서는 1kg과 1kp는 같은 것이라고 생각해도 좋다. 즉, kg=kp가 된다. 운동부하검사에 사용되는 운동부하 조절기구 중 kp · m/min(kg · m/min)을 운동강도의 단위로 사용하는 것은 자전거 에르고미터이다.

자전거 에르고미터 운동 중의 강도를 (a) kp로 하고 페달 1회전으로 (b) m 전진하는(실제로는 전진을 하지 않고 회전만 함) 자전거를 매분 c회전 비율로 페달 운동을 할 때의 운동강도는 (a.b.c)kp · m/min이다. 이 운동을 d분간 했을 때 운동량은 (a · b · c · d)kp · m이다. 여기서 b의 수치는 각 자전거별로 다르며 예를 들어 Monark社의 자전거는 6m이다. 그러므로 다음과 같은 원리로써 설명할 수 있다.

- 자전거 에르고미터에서

· 바퀴에 주는 저항(브레이트 강도)이 (a)kp이고

· 페달링 1회전 거리(길이)가 (b)m이며,

· 1분간의 페달링 회전비율이 (c)/min이므로

· W = (a)kp · (b)m(c)/min

　= (a · b · c)kp · m/min이 된다.

그 이유는

W(작업량) = F×D=힘×분당 이동거리에서,

D'(분당 이동거리):페달 1회전 거리(길이)×페달의 분당 회전수

= (b)m · (c)/min이다.

예를 들어, Monark社 자전거 에르고미터를 이용하여 마찰저항이 1kp이고 페달링 회전속도(비율)가 분당 60회전(60rpm)일 경우, 운동강도(운동량)는 360kp · m/min이 된다.

즉, 운동강도(운동량)=마찰저항(1kp)×페달1회전 거리×

　페달회전 비율(60/min)

　= 1kp×6m×60/min

　= 360kp · m/min

② Watt

자전거 에르고미터의 종류에 따라서는 운동강도를 Watt로 표시하게 되어있다. 매초

1J(Joule, 10^7erg)의 운동이 1Watt이고 이것은 약 6kp·m/min에 상당하는 것이다.

앞의 예에서 360kp · m/min은 Watt로 표시하면 60Watt(360kp · m/min÷6kp · m/min)에 해당한다. <표 9-3>은 운동강도 환산표이다.

〈표 9-3〉 운동강도 환산표

	kg · m/min	Watt	kcal/min
1kg · m/min	–	0.163	0.0023
1Watt	6.12	–	0.014
1kcal	427	70	–

③ 칼로리(kcal/min)

체내에서 단위시간내에 소비된 에너지를 칼로리 단위로 나타낸 것이다.

1ℓ의 산소소비는 약 5kcal의 에너지 발생에 상당하기 때문에 운동 중의 산소소비량을 측정함으로써 운동강도를 kcal단위로 할 수 있다. 정확하게 말하면 산소소비 1ℓ당 에너지 발생량은 산화되는 물질에 따라 다소 다르다. 즉 탄수화물이 산화하는 경우는 산소 1ℓ당 5.047kcal이며, 지방의 경우에는 4.686kcal이다. 따라서 탄수화물과 지방이 혼합되어 있는 경우에는 칼로리 발생량은 이 두가지 수치 사이가 된다.

탄수화물과 지방의 비율은 호흡상 교환율(R 또는 RQ)에도 영향을 미치기 때문에 호흡교환율과 산소1ℓ당의 에너지 발생량과의 사이에는 직선관계에 있다.

연소하는 에너지원 중에서 지방이 차지하는 비율은 호흡교환율(R)에 의하여 다르다. 호흡교환율을 측정하면, 이 그래프를 이용하여 Kcal당량(실선)과 지방의 비율(점선)을 구할 수 있다.

[그림 9-1]에서 호흡교환율과 산소소비를 알면 에너지 발생량을 구할 수 있다.

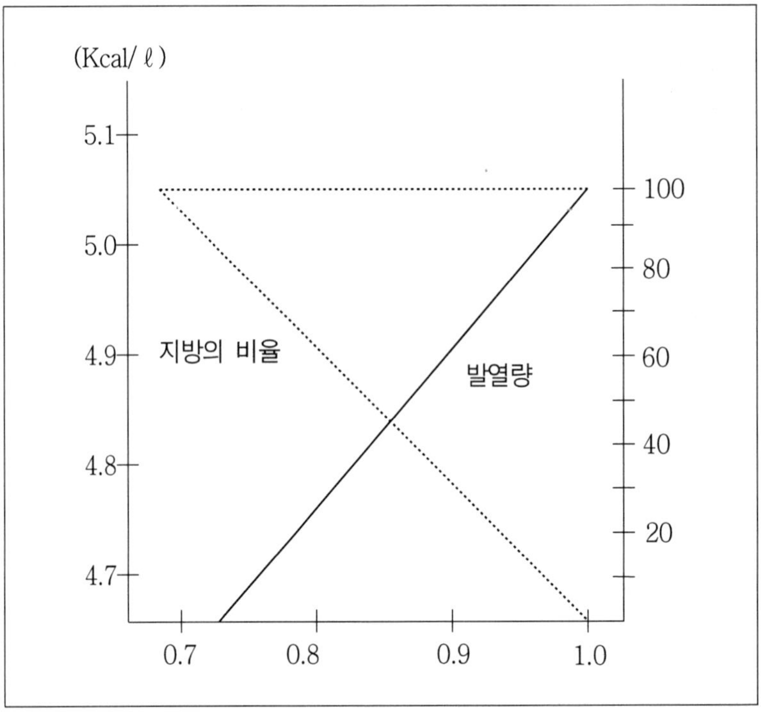

[그림 9-1] 산소 1ℓ 의 칼로리 당량

④ RMR

운동에 소비된 에너지(에너지 수요량, 즉 운동시 대사－안정시 대사)가 기초대사의 몇배에 해당하는가를 나타내는 것이 RMR(Relative Metabolic Rate, 에너지대사율)이고 다음 공식으로 나타낸다.

$$\text{RMR} = \frac{\text{운동시 대사}-\text{안정시 대사}}{\text{기초대사}} = \frac{\text{운동시 }\dot{V}O_2-\text{안정시}\dot{V}O_2}{\text{기초대사}}$$

$$\text{RMR} = (\text{Met}-1) \times \frac{\text{안정시 대사}}{\text{기초대사}} = 1.20-(\text{Met}-1)$$

이것을 사용하면 스포츠 운동, 노동 등의 모든 신체활동 강도가 간단한 수치로 나타내어진다. 일상생활에서 잘 행해지는 스포츠의 RMR를 <표 9-4>에 나타냈다.

〈표 9-4〉 일상적인 작업이나 운동시의 RMR

운동 · 노작의 종별		RMR	
		표준	범위
일상생활	탈것에 앉아있는 경우	0.5	0.2~0.8
	탈것에 서있는 경우	1.0	0.1~1.5
	탈것에 초만원으로 서있는 경우	2.0	1.5~2.5
	탈 것을 자신이 운전하고 있는 경우	0.7	0.5~1.0
	입욕	2.0	1.5~2.5
	세탁(전기)	1.0	0.5~1.5
	세탁(수)	2.0	1.5~2.5
	취사	1.5	1.0~2.0
	소제	2.0	1.5~2.5
	식사	0.5	0.3~0.6
	TV	0.2	0.1~0.3
직업	회의	0.5	0.3~0.8
	강의(선 자세)	1.0	0.1~1.5
	사무적 작업	0.8	0.3~1.0
	앉아서 하는 경작업(Punch)	1.0	0.5~1.5
	서서 하는 경작업(이발)	2.0	1.5~2.5
	보행을 주로 한 경작업(배달 · 모금)	3.0	2.5~4.0
	자전차 수금(경작업)	3.0	2.5~4.0
	자동차 수금(경작업)	1.0	0.5~1.5
	가벼운 육체노동(풀깎기 · 원예)	3.0	2.0~5.0
	중등도의 육체노동(목공 · 농업)	4.5	3.0~6.0
	강도의 육체노동(토목 · 중량물 운반)	6.0	4.0~8.0
보행	보행(경사0%Speed 50m/분)	2.5	2.0~2.8
	보행(경사0%Speed 60m/분)	2.7	2.5~3.0
	보행(경사0%Speed 70m/분)	3.0	2.5~3.5
	보행(경사0%Speed 80m/분)	3.5	3.0~4.0
	보행(경사0%Speed 90m/분)	4.0	3.5~4.5
	보행(경사0%Speed100m/분)	5.0	4.5~5.5
	보행(경사5%Speed 50m/분)	3.0	2.5~3.5
	보행(경사5%Speed 60m/분)	3.5	3.0~4.0
	보행(경사5%Speed 70m/분)	4.0	3.5~4.5
	보행(경사5%Speed 80m/분)	5.0	4.0~6.0

운동 · 노작의 종별		RMR	
		표준	범위
보행	보행(경사5%Speed 90m/분)	6.0	5.0~7.0
	보행(경사10%Speed 50m/분)	4.0	3.5~5.0
	보행(경사10%Speed 60m/분)	5.0	4.0~6.0
	보행(경사10%Speed 70m/분)	6.0	5.0~7.0
	보행(경사10%Speed 80m/분)	7.5	6.5~9.0
	산보(40m~60m/분)	2.5	2.0~3.0
	정상보(70m~80m/분)	3.3	2.5~4.0
	속보(90m~100m/분)	4.5	3.5~5.5
런닝	주행(120m/분)	6.0	5.0~7.0
	주행(140m/분)	7.0	6.0~8.0
	주행(160m/분)	8.5	7.0~10
	주행(180m/분)	10.0	9~11
	주행(200m/분)	12.0	11~13
	주행(220m/분)	14.0	13~15
	주행(240m/분)	16.0	15~17
스포츠	탁구	5.0	4.0~7.0
	Bedminton	5.0	4.0~7.0
	Tennis	6.0	4.0~7.0
	Dance(조용한 Dance)	3.0	2.5~2.5
	Dance(활발한 Dance)	5.0	4.0~6.0
	Soft ball(수비 · 공격의 평균)	2.5	1.5~3.5
	Pitcher	3.0	2.0~4.0
	기타	2.5	2.0~3.0
	Hiking(평지,가벼운 짐)	3.0	2.5~4.0
	Hiking(산지,가벼운 짐)	4.5	3.6~6.0
	등산(오르기) 무거운 짐	8.0	6.0~10.0
	등산(하산) 무거운 짐	5.0	4.0~6.0
	계단(오르기,9단/분)	7.0	6.0~8.0
	계단(내려오기,90단/분)	3.0	2.5~3.5
	계단(승강,90단/분)	5.0	4.0~6.0
	줄넘기(60~70회/분)	8.0	7.0~9.0
	줄넘기(70~80회/분)	9.5	8.0~11.0
	줄넘기(80~90회/분)	11.0	9.0~13.0

운동 · 노작의 종별		RMR	
		표준	범위
스포츠	Cycling 10Km/시	3.0	2.5~4.0
	Cycling 15Km/시	4.0	3.0~5.0
	Cycling 20Km/시	5.0	4.0~6.0
	Cycling 25Km/시	6.0	5.0~7.0
	라디오 체조	4.0	3.0~5.0
	도수체조	4.0	3.0~5.0
	근력트레이닝	4.0	4.0~7.0
	수영(수영도 하고 놀기도 하고)	4.0	4.0~6.0
	수영(원영, 속도에 따라 개인차가 큼)	8.0	8.0~12.0
	수영(경영, 속도에 따라 개인차가 큼)	12.0	12.0~17.0

⑤ MET(metabolic eqivalent)

구미에서는 멧쯔(metabolic eqivalent)란 단위가 운동강도를 표시하기 쉽다고 하여 운동처방 및 운동지도자에 많이 쓰이고 있다.

$$MET = \frac{\text{운동시 대사}}{\text{안정시 대사}} = \frac{\text{운동시}\dot{V}O_2}{\text{안정시}\dot{V}O_2}$$

이 MET방식은 운동강도와 에너지 소비량의 관계가 이해하기 쉽고 계산도 간단한 이점이 있다.

$$MET = \frac{RMR \times \text{기초대사}}{\text{안정대사}} + 1 = 0.83 \times RMR + 1$$

<표 9-5>는 여러 가지 MET를 표시한 것이다.

계산 1) 체중 60kg의 남자가 탁구를 30분간 행하였을 때의 에너지 소비량은

① 1MET≒1Kcal/kg/hr 이므로
체중 60kg×1Kcal/kg/hr=60Kcal/hr(안정시의 에너지 소비량)

② 탁구의 MET(운동강도)는 4.1 이므로
60Kcal/hr×4.1=246Kcal/hr(탁구 1시간의 에너지 소비량)

③ 30분간 운동을 하였으므로
246Kcal/hr×½hr=123Kcal(탁구 30분간의 에너지 소비량)

계산 2) MET와 산소소비량은 비례관계에 있다.
걷기와 런닝에서의 에너지 소비량을 계산하여 보면 다음과 같다.
1MET=3.5ml/kg/min
1MET=1Kcal/kg/hr

〈표 9-5〉 여가활동의 MET(스포츠, 각종 운동, 게임 댄스)

종목	평균	범위	종목	평균	범위
아칠리	3.9	3~4	도보	5.1	4~7
하이킹	–	5~11	핸드볼	–	8~12+
배드민턴	5.8	4~9+	하이킹(크로스컨트리)	–	3~7
농구					
게임	8.3	7~12+	승마	8.2	–
연습	–	3~9	개로프	6.6	–
비라야드	2.5	–	드롯프	2.4	–
볼링	–	2~4	보행	–	2~3
복싱			로-스슈 던지기		
시합	13.3	–	총사냥	–	3~7
스파링	8.3	–	(작은 동물)	–	3~14
카누,로링과 카약	–	3~8	(큰 동물 사냥)	13.5	–
컨디셔닝	–	3~8+	유도	–	5~10+
언덕오르기	7.2	5~10+	등산	–	2~3
크리게드	5.2	4.6~7.4	음악과 함께 게임	9	8~12

종목	평균	범위	종목	평균	범위
구로케드			범도		
사이클링	3.5	–	스쿠버다이빙	–	–2~5
취미 혹은 통근			보–트	–	5~10
1.6km/시	–	3~8+	스케이트(아이스와로라)	–	2~3
댄스(소설)	7.0	–	스키(빙상)	–	5~8
에어로빅댄스	–	3.7~7.4	(활강)		
펜싱	–	6~9	크로스컨트리	–	5~8
하키	–	6~10+		–	6~12+
낚시	8.0	–	스키	–	5~7
강			신체뒤로 젓히면서	–	4~8
강바닥에서 서서	3.7	2~4	스노스	9.9	7~14
롯트볼	–	5~6	스쿼쉬	–	8~12+
골프	7.9	6~10	축구	–	5~12+
동력카드 사용			단계승강	–	4~8
라켓볼	–	2~3	수영	–	4~8+
나와뛰기	11	–	탁구	–4.1	3~5
60~80뛰기 /분	9	–	테니스	6.5	4~9+
120~140뛰기/분	–	11~12	배구	–	3~6
런닝					
12분/mi(마일)	8.7	–			
11분/mi(마일)	9.4	–			
10분/mi(마일)	10.2	–			
9분/mi(마일)	11.2	–			
8분/mi(마일)	12.5	–			
7분/mi(마일)	14.1				
6분/mi(마일)	16.3	–			

⑥ RPE(Rating of perceived Exertion)

RPE는 자각적 판단에 기준을 둔 운동강도이며, 운동시의 자각적 부담도를 <표 9–6>에 나타낸 것과 같은 기준에 따라서 20까지의 정수로 표시한 것이다.

지구성 운동의 경우에는 RPE를 10배한 것이 심박수와 비슷한 수치가 되도록 설정되어져 있다. 이것은 운동종목이나 운동에 대한 숙달도에 따라서 다르나, 운동에 숙련된 사람이 런닝을 할 경우 RPE 신뢰성이 상당히 높고 실용성도 있다.

〈표 9-6〉 자각적 운동강도(PRE) 판정표

6		
7	very, very light	매우 가볍다
8		
9	very light	상당히 가볍다
10		
11	light	가볍다
12		
13	fairly hard	약간 힘들다
14		
15	hard	힘들다
16		
17	very hard	상당히 힘들다
18		
19	very, very hard	매우 힘들다
20		

* 자각적인 부담의 정도를 6~20의 수로 나타낸다. 그 값을 10배 한 것은 심박수와 거의 일치한다.

⑦ 운동량의 표시방법

운동량은 kcal 단위로 나타나는데 앞에서 설명한 바와 같이 산소소비량을 측정하여 그 수치로부터 계산에 의해 구해지거나 근사치를 간단히 구하는데 다음 식을 이용하면 좋다<표 9-7>.

운동량(Kcal)=RMR×A×W×T

여기에서 A : 성, 연령 보정계수이며 <표 9-7>에서 한다.

W : 체중

T : 운동시간(min)

기초대사는 연령, 체중에 따라 다르기 때문에 위의 식에서는 이들에 대한 보정이 되어 있다. 극히 개략적으로 운동량을 구하기 위해서는 보정을 생략하고 다음 식을 이용하면 좋다.

〈표 9-7〉 성,연령 보정 계수

연 령	男	女
18	1.06	0.98
19	1.04	0.96
20~29	1.00	0.96
30~39	0.96	0.90
40~49	0.94	0.88
50~59	0.94	0.86
60~69	0.92	0.88
70~	0.90	0.88

* 소비에너지를 산출하기 위한 식의 보정계수 A는 이 표를 이용해서 구한다.

⑧ 산소섭취량(VO_2)

산소섭취량은 1분간 소비한 산소량으로 운동강도를 나타내는 방법이다.

전체적으로 몇 ℓ소비했나를 나타낸 절대표시법과 체중 1kg당 mℓ수로 환산한 상대표시법(mℓ/kg/min)이 있다. 생물학적인 운동강도를 가장 단적으로 나타낸 방법이다.

⑨ 심박수

심박수는 운동강동에 거의 비례하기 때문에 이것으로 운동강도를 나타낼 수 있다. 다만 심박수가 비교적 낮은 상태에서는 흥분과 정신긴장의 영향이 상대적으로 강하기 때문에 직선관계로부터 벗어나는 경향이 있다. 심박수가 분당 110~170의 범위에서는 심박수-운동강도의 관계가 직선이라 생각해도 좋다.

이 직선은 체력에 따라 다르며, 체력이 강한 사람일수록 기울기가 완만하다.

즉 일정 운동강도에 대한 심박수는 체력이 강한 사람일수록 적다. 따라서 이점을 이용하여 체력을 평가할 수 있다. 횡축(X)을 그 사람의 최대산소섭취량을 100%하는 척도로 하여 최대산소섭취량의 백분율로 표시하면 체력에 따른 개인차는 없어지며 공통된 1개의 직선이 된다. 즉, 심박수는 운동강도의 절대치를 나타내는 것이 아니고 생리적인 부담도를 나타낸다고 생각해도 좋다.

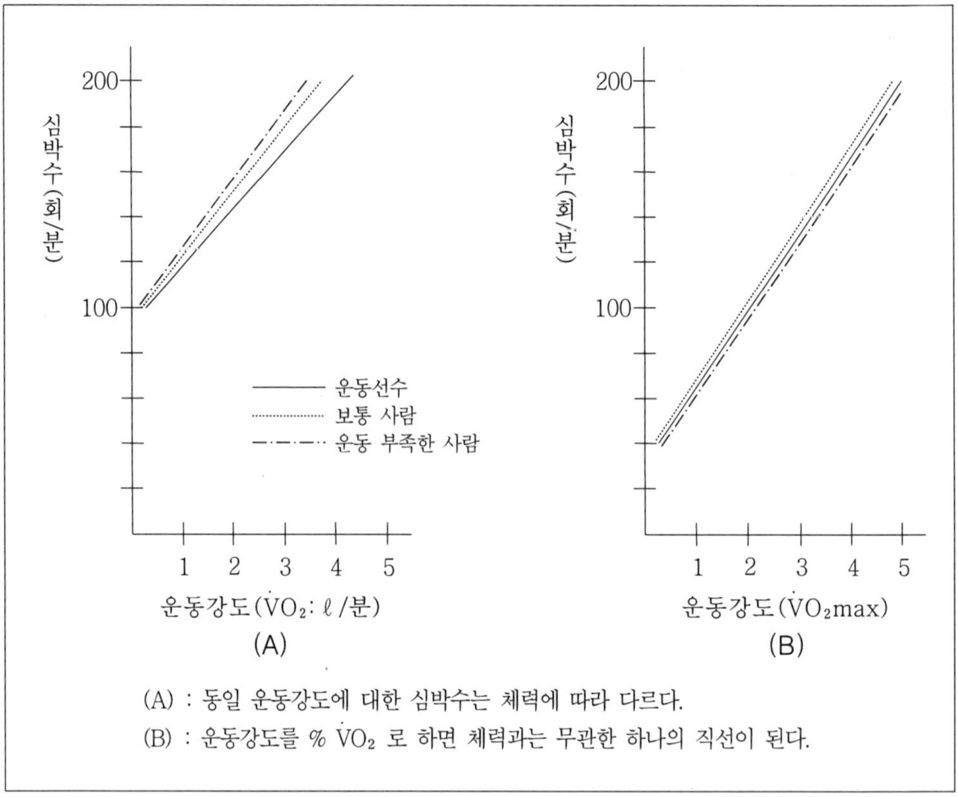

[그림 9-2] 운동강도와 심박수와의 관계

2. 최대산소섭취량

산소섭취의 최대속도는 인체가 작업을 수행하는데 산소가 섭취되어 배분되고 이용될 수 있는 최대의 속도를 의미한다. 이상과 같이 체내에는 산소섭취량이 높은 수준을 유지하기 위한 세가지 중요한 조직이 있다. 즉 들여마시는 공기로부터 산소를 섭취하여 혈액 내로 운반하는 호흡조직, 산소로 포화된 혈액을 전신에 품어내는 펌프기능을 하여 전신조직에 배분하는 심장혈관 조직, 그리고 신체활동 중에 이 산소를 이용하여 저장된 물질을 산화시켜 작업을 수행하고 열을 발생시키는 골격근 조직이 있다. 호흡순환 기능, 심혈관계 기능 또는 심폐기능은 일반 성인들의 체력과 건강을 결정하는 가장 중요한 요인으로 인정되고 있으며 많은 연구보고서에 의하면, 이 기능은 보통사람들이 활기차고 역동적인 생활을 영위함에 있어서 필수적이고 대다수 퇴행성 질환(성인병)과 밀접한 관계가 있다. 최대산소섭취량(Maximal Oxygen Uptake) 측정의 목적은 개인의 체력수준(심폐지구력)을 평가하고, 호흡 · 순환계의 건강상태를 진단하기 위한 것이다.

1) 최대산소섭취량의 의미

최대산소섭취량은 해수면 수준에서 인간이 최대로 운동하는 중에 단위시간당 섭취할 수 있는 산소량의 최대치로 정의하며, "$\dot{V}O_2$ max" 라는 부호로 표기한다.

$\dot{V}O_2$ max에서, V는 기체의 부피 또는 양을 나타내며 Volume의 약자이고 V위에 찍은(·)은 단위시간(minute)을 뜻하며, max는 maximal(최대)의 약자로서, 즉 단위시간당 섭취한 산소의 최대치를 설명하는 것이다. 개인의 심폐계의 절대능력을 나타날 때 $\dot{V}O_2$ max는 ℓ/min으로 표기하고, 상대적 능력을 설명할 때는 mℓ/kg/min으로 표기한다. 그 이유를 설명하면, 최대산소섭취량은 체중(엄밀하게 활동성 조직인 골격근량 : 제지방 체중)에 의해 크게 영향을 받으므로 객관적 표현을 할 경우에는 절대치를 개인의 체중으로 나누어 단위시간당(1분) 체중1kg이 섭취한 산소량의 최대치인 mℓ/kg/min으로 환산하여야 한다.

예를 들어 체중이 60kg인 사람의 최대산소섭취량의 절대치가 4.5ℓ/min이라면, 사람의 상대적 최대산소섭취량은 75mℓ/kg/min이 된다. 즉 4.5/min=4,500mℓ/min이므로, 4,500mℓ/min÷60kg=75mℓ/kg/min이 되는 것이다. 개인의 최대산소섭취량 수준은 인체내 3가지 중요한 기능에 의존하는데

첫째, 산소를 받아들이는 호흡계 기능.

둘째, 산소와 결합한 혈액을 인체 각 조직에 분배하는 심혈관계 기능.

셋째, 산소를 이용하여(에너지) 대사물질(영양소)을 에너지로 전환시켜 신체활동을 수행시키는 근육계의 기능.

따라서 최대산소섭취량을 측정함으로써 개인의 순환-호흡계 활동의 한계점과 심혈관계 및 폐기능을 판단할 수 있으며 이를 통하여 체력과 건강의 수준을 진단할 수 있는 것이다. 즉 최대 산소섭취량이 큰 사람은 작은 사람에 비하여 같은 운동(작업)부

하에서 상대적으로 힘들이지 않고 쉽사리 그 일을 해낼 수 있는 능력을 가진 사람으로 간주하고 또한 체력과 심혈관계의 건강상태가 더 양호한 것으로 평가할 수 있다.

2) 최대산소섭취량 판정기준

최대산소섭취량을 판정할 때는 최대운동부하검사 중에 나타난 몇가지 객관적 지표를 근거로 이루어지는데 산소섭취량, 탈진, 심박수, 호흡교환율(R=VCO_2/VO_2), 혈중젖산 농도 등은 가장 많이 사용되고 있는 객관적 지표들이다.

최대운동부하검사 중에 산소섭취량의 정체(Levling-off) 또는 고원(Plateau) 현상이 나타날 때, 이때의 값을 최대산소섭취량으로 간주한다.

산소섭취량의 정체 또는 고원현상이란 운동부하가 증가(피검자의 에너지 소비량이 증가)함에 따라 비례적으로 산소소비량도 증가되어야 하는데, 운동부하의 증가에도 불구하고 산소섭취량이 더 이상 증가하지 않거나, 100㎖/min이하의 증가량을 보일 때를 말한다.

〈표 9-8〉 최대 산소섭취량 판정의 객관적 지표

지표	최대산소섭량 판정
산소섭취량	정체 또는 고원현상을 보인 시점의 산소섭취량
탈진	피검자가 지쳐서 더 이상 운동을 지속할 수 없는 시점의 산소섭취량
심박수	심박수가 연령을 기준으로 예측 최대심박수에 도달하였을 때의 산소섭취량
호흡 가스교환율	산소섭취량에 대한 이산화탄소 배출량의 비율이 1.15이상을 보일 때 산소섭취량 VCO_2 R= ——— =1.15VO_2
혈중 젖산 농도	혈중젖산 농도가 10mM을 초과할 때의 산소섭취량

운동검사 중에 나타나는 탈진상태(all out)란 피검자가 지쳐 더 이상 운동을 지속할 수 없는 상태를 말하며, 이때의 산소섭취량을 최대산소섭취량으로 간주한다. 또한 심박수에 의한 최대산소섭취량은 운동검사 중에 피검자의 심박수가 연령을 기준으로

한 예측 최대심박수에 도달하였을때의 산소섭취량을 말하며, 호흡교환율이 1.15 초과했을 때의 산소섭취량을 최대산소섭취량으로 판정하기도 한다. 한편 운동부하 검사 중에 혈중젖산 농도를 측정, 분석하여 활용하기도 하는데, 혈중젖산 농도가 혈액 100㎖당 10mM을 초과할 때의 산소섭취량을 최대산소섭취량으로 간주하는 방법이다. 보다 정확한 최대산소섭취량 판정을 위해서는 운동부하검사시 몇 가지 객관적 지표 중에서 2개 이상의 지표를 활용하여 결정하는 것이 바람직하다.

3) 최대산소섭취량 수준의 평가

인간의 최대산소섭취량 또는 생리적 기능은 일생을 통해서 볼 때 출생 이후 점차 향상되어 20대 초반에 최고치를 보이다가 이후 연령이 증가함에 따라 비례적으로 쇠퇴하며, 그 쇠퇴의 정도는 신체적 활동정도에 따라 엄청나게 다르게 나타난다는 것은 이미 잘 알려진 사실이다.

최대산소섭취량의 절대평가 기준치는 존재하지 않기 때문에 개인의 최대산소섭취량 수준의 평가는 동일한 성별과 연령층,생리적 기능이 최고로 왕성한 20대 또는 고도로 훈련된 운동선수에 대한 자료를 참고로하여 상대적으로 평가를 하여야 한다.

세계적으로 경기력 향상을 위하여 전문적 훈련을 하는 운동선수들에 관한 자료는 수없이 발표되어 상대적 기준이 거의 일반화되어 있는 반면, 일반인들의 자료는 거의 없는 실정이다. 이러한 국가나 민족의 기준을 설정하기 위해서는 통계적으로 인구 비례에 따라 수천명에서 수십만명에 이르는 상당히 많은 대상을 측정하여야 하는데 최대산소섭취량 측정장비, 시간, 기술 등 여러가지 제약조건으로 인하여 그와 같은 많은 인원을 측정하기란 용이하지 않기 때문이다. 지금까지 보고된 자료를 종합해보면, 국가별로 대체로 5~6명에서 수십명 정도를 대상으로 한 연구들이다. 최대산소섭취량을 평가함에 있어서 몇 가지 고려해야 할 사항은 피검자의 운동부하검사에 대한 적응여부, 운동부하 도구, 운동부하 검사방법(직 · 간접방법), 운동 Protocol(적용한 운동부하 조건)등이다.

피검자가 여러가지 검사장비에 적응되지 않은 상태에서 얻은 검사결과는 신뢰할 수 없는 정도로 나타날 수 있으므로, 검사 전에 가능하면 2~3회 적응연습을 하여 심리적으로나 신체적으로 동요하지 않도록 해야 한다.

운동부하 도구에 따라 검사결과는 차이를 보일 수 있는데 자전거 에르고미터를 사용한 경우, 트레이드밀을 이용한 측정치보다 7~10% 정도 낮게 나타낸다. 최대운동부하검사 중에 호흡가스 분석기를 이용한 직접 측정치와 최대하(submaximal)운동부하시 관련변인을 이용한 간접 추정치는 차이가 있는데 5~10% 정도 과대 또는 과소평가될 수 있으므로 2~3가지의 간접방법을 1~2회 반복한 후 이것의 평균을 구하여 평가함으로써 오차의 범위를 최소화 할 수 있다. 검사 프로토콜(protocol)에 의해서도 약간 차이를 보일 수 있는데 일반화된 방법을 적용할 경우에는 큰 비중을 두지 않아도 무난할 것이다.

다음은 한국체육과학연구원에서 20대~50대 일반 성인 400명(성별로 각각 50명씩)을 대상으로 Balke의 자전거 에르고미터 프로토콜을 적용한 최대산소섭취량 5단계 분류이다<표 9-9>.

〈표 9-9〉 KSSI한국인 20대~50대 성인남여 최대산소섭취량

연령	성	기준	수준				
			수	우	미	양	가
20대	남	절대*	≥3.89	3.88-3.37	3.36-2.87	2.86-2.34	≤2.33
		상대**	≥57.86	57.85-51.02	51.01-44.63	44.62-37.79	≤37.78
	여	절대	≥2.67	2.66-2.18	2.17-1.72	1.71-1.23	≤1.22
		상대	≥45.06	45.05-38.43	38.42-32.23	32.22-25.60	≤25.59
30대	남	절대	≥4.05	4.04-3.38	3.47-2.94	2.93-2.36	≤2.35
		상대	≥59.25	59.24-51.73	51.72-44.71	44.70-37.19	≤37.18
	여	절대	≥2.31	2.30-1.92	1.91-1.55	1.54-1.16	≤1.15
		상대	≥38.89	38.88-33.48	33.47-28.42	28.41-23.00	≤22.99
40대	남	절대	≥3.2	3.19-2.85	2.84-2.45	2.44-1.91	≤1.90
		상대	≥45.5	45.4-43.3	43.2-36.5	36.4-30.1	≤30.0
	여	절대	≥1.95	1.94-1.59	1.58-1.30	1.29-1.06	≤1.05
		상대	≥33.3	33.2-27.5	27.4-22.1	22.0-17.9	≤17.8
	남	절대	≥3.0	2.9-2.43	2.42-2.07	2.06-1.79	≤1.78
		상대	≥42.9	42.8-38.1	38.0-32.5	32.4-28.7	≤28.6
	여	절대	≥1.95	1.94-1.58	1.57-1.38	1.37-1.21	≤1.20
		상대	≥33.3	33.2-27.9	27.8-25.4	25.3-21.7	≤21.6

* 절대 : 절대치(ℓ/min) ** 상대 : 상대치(㎖/kg/min)

다음은 세계적으로 보고된 국제수준급 운동선수들의 최대산소섭취량 수준을 요약한 것이다<표 9-10>.

〈표 9-10〉 국제 수준급 운동선수들의 최대산소섭취량

스포츠	범 위	
	남	여
노리딕스키	65-95	56-74
중거리(육상)	70-86	-
장거리(육상)	65-80	55-72
조정	58-74	48-68
싸이클	56-72	-
수영	54-70	48-68
축구	50-70	-
스케이트(피규어)	-	42-54
레슬링	50-70	-
체조	48-74	38-48
하키(아이스)	45-65	-
하키(필드)	39-49	-
농구	45-65	42-54
미식축구 · 야구	40-60	-
비훈련자	38-52	30-46

3. 혈압

혈압(Blood Pressure)이란 혈관내의 압력을 말한다. 따라서 혈압은 혈관의 위치에 따라 큰 차이가 있다([그림 9-3] 참조). 즉 대동맥, 소동맥, 모세혈관 및 소정맥, 정맥, 대정맥 등의 압력이 다르기 때문에 그 혈관에 명칭을 붙여서 대동맥혈압, 동맥혈압, 소동맥혈압 등으로 부른다. 여기에서 큰 동맥내의 압력은 동맥혈압(arterial pressure)을 의미하는데 동맥혈압은 오로지 심장의 박동에 연유한 것이고 혈액순환의 원동력이 되는 것이다. 그리고 혈액은 다른 액체와 마찬가지로 압력이 높은 곳에서 낮은 곳으로 흐른다.

1) 혈압의 개념

(1) 수축기혈압(최고혈압, Systolic Pressure or maximal blood pressure)

동맥에서 나타나는 가장 높은 혈압으로 심실의 수축에 의한 혈액의 분출 때문에 생긴다.

(2) 이완기혈압(최저혈압, diastolic pressure or minimal blood pressure)

동맥에서 나타나는 가장 낮은 혈압으로 심실의 이완시 동맥내의 장력저하에 기인한다.

(3) 맥압(Pulse Pressure)

수축기혈압과 이완기혈압의 차이를 말하는 것으로 심장활동의 효율성을 나타낸다. 보통 40mmHg가 정상치이다.

(4) 평균혈압(mean Pressure)

수축기혈압과 이완기혈압의 평균을 뜻한다.

최고혈압에 머무는 시간이 짧고 최저혈압에 머무는 시간이 약간 길기 때문에 평균혈압은 산술적인 평균치와는 차이를 보인다. 그러므로 다음과 같은 공식에 의하여 평균혈압의 근사치를 구하는 방법이 널리 이용되고 있다.

평균혈압 = 이완기혈압 + 맥압 / 3

(5) 고혈압(hypertension)

보통 안정시 혈압이 정상보다 높은 경우를 말한다. 임상적으로 고혈압은 최고혈압이 150mmHg이고, 최저혈압이 100mmHg 이상인 경우를 말한다.

(6) 저혈압(hypotension)

보통 안정시 혈압이 정상보다 낮은 경우를 말한다. 임상적으로 저혈압은 최고혈압이 100mmHg이고, 최저혈압이 60mmHg이하의 경우를 말한다.

2) 혈압의 원인 분류

(1) 고혈압의 원인

고혈압을 원인별로 분류하면 네 종류로 나눌 수 있으며, 그것은 심장, 부신, 동맥경화증(arteriosclerosis) 및 본태성 고혈압증(essential hypertension)등이다.

본태성 고혈압은 아직 그 원인을 규명하지 못한 경우의 고혈압을 이 항목에 넣었기 때문에 전체의 고혈압 환자의 90%를 차지한다. 나머지는 그 원인을 제거하면 쉽게 치료가 가능할 수도 있다. 고혈압 환자의 약 1/2은 혈관파열 특히 뇌, 신장, 기타 생명에 직접 관계되는 기관에 치명적 타격을 받는 경우에는 사망하게 된다.

(2) 저혈압의 원인

저혈압은 단지 그 자체로는 생명과 직접적인 관계가 없다고 알려져 있다.

저혈압인 경우 누워 있으면 뇌순환에 직접적으로 별 영향을 미치지 못하기 때문이다. 다만 혈압이 낮기 때문에 흔히 졸도를 일으키는 경우, 머리의 부상으로 인한 치명상 이외에는 거의 사망할 염려가 없다.

3) 혈압측정

최근 자동 혈압측정계가 개발되어 널리 보급되고 있는데, 값이 비싼 자동 혈압측정계는 측정이 용이하고 오차도 비교적 적은 반면 경제적 부담이 너무 크고, 비교적 값싼 자동혈압계는 측정오차가 상당히 크다는 단점을 내포하고 있다. 따라서 운동부하검사시 다소 불편한 점은 있으나 전통적인 수동식 혈압측정은 다음과 같은 절차를 통하여 실시하면 된다.

(1) 안정시 혈압측정

① 피검자는 의자에 편안하게 앉아서 탁자 위에 오른팔을 올린다.

② 심장과 수평선상으로 거의 같은 높이에 해당하는 상완 중앙부를 측정위치로 선

정한다.

③ 상완의 말초부위에 청진기를 가볍게 대고 cuff로 둘러 싼후 눈금을 0으로 조절한다.

④ cuff내의 압력을 200mmHg 정도까지 신속히 증가시킨다.

⑤ 나사를 풀어 압력을 서서히 낮추면 어느 순간 혈류음이 들리기 시작하면 수은주의 미동을 볼 수 있다. 이는 cuff의 압력보다 혈압이 높은 동안만 혈액이 혈관을 통해 분출되는 소리이다. 여기서 소리가 들리기 시작할 때 혈압계 눈금이 수축기혈압이다.

⑥ 이후 음이 커지면서 잡음이 들리다가 갑자기 약해지면 소실되는 동시에 수은주의 미동도 소실되는데 이때의 수치가 이완기혈압이다.

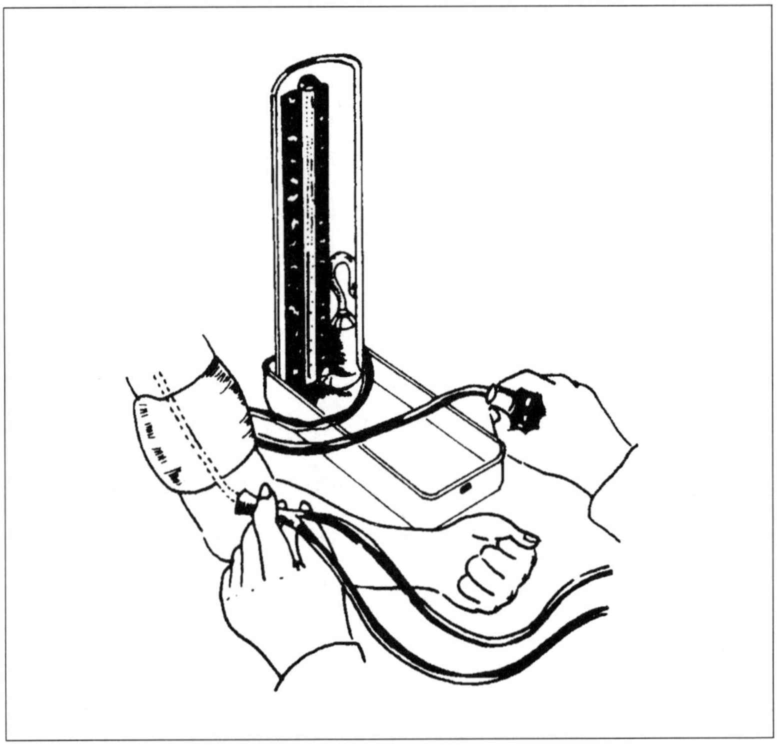

[그림 9-3 혈압계에 의한 혈압측정

(2) 부하운동 중 혈압측정

① 자전거 에르고미터의 안장높이를 피검자에게 맞게 조절한다.

② 피검자를 앉힌 후 페달에 발을 올려놓은 채로 심장과 동일선상의 상완의 주관절 윗부분에 cuff를 감는다.

③ 5분간 안정시킨 후 혈압을 측정한다.

④ 300kpm/min(50watt)의 부하로 2분간의 운동 직후에 혈압을 측정한다. 그리고 5분간 휴식을 취하게 한다.

⑤ 600kpm/min(100watt)로 부하를 주어 2분간 운동시킨 직후 측정한다.

4) 혈압에 영향을 주는 요인

혈압은 자세, 각성수준, 운동, 피로, 연령, 성별 등에 의하여 영향을 받는다.

(1) 자세에 따른 변화

혈압은 누운 자세, 앉은 자세, 선 자세 순으로 낮게 나타난다. 보통 안정시 혈압은 충분한 수면을 취하고 일어나 앉은 자세에서 측정한 것을 말한다.

(2) 연령과 혈압

혈압은 연령과 함께 증가하는 것이 일반적이다. 러므로 자기 나이에 90을 더한 값을 그사람의 안정시 정상혈압(최고혈압)으로 간주하기도 한다. 90 + 나이 = 안정시 정상혈압(최고혈압)

(3) 운동과 혈압

운동 중에는 매분 심박출량이 증가한다. 운동시 산소소비량이 증가하므로 이의 요구에 응하기 위해서는 활동 근육으로 흐르는 혈액량을 증가시켜 주어야 하며, 혈류량을 증가시키기 위하여 매분 심박출량이 증가하게 된다. 이와 같은 매분 심박출량의 증가는 동맥압의 상승을 초래하게 되며, 동맥압 상승은 혈류의 속도를 증가시키게 된다. 운동의 강도가 강하면 수축기혈압이 그만큼 많이 증가되는 것은 운동부하와 산소소비량과의 관계와 동일하다는 것을 보여주는 것이다.

정상상태(steady state)를 유지하는 운동에서는 수축기혈압이 일정한 상승한도를 유지하며, 운동 후에는 맥박의 변화와 같이 혈압도 점차 하강하여 안정시 혈압으로 돌아간다. 한편, 운동 후 회복기에서 어떤 경우에는 안정시 혈압 이하까지 하강하는데, 이는 운동에 적응되어 있지 않은 심장의 피로로 인한 것이라 생각된다. 훈련에 의하여 안정시 혈압이 증가 또는 감소된 상태를 보인다는 뚜렷한 근거는 없고, 운동 중 혈압이 훈련된 자에서 적게 상승됨은 맥박수의 경우와 같다. 실제로 1분간에 2ℓ의 산소를 사용하는 정도의 강도로 운동을 시키면 훈련된 자에게 수축기혈압이 150mmHg로 상승된데 반하여 훈련되지 않은 정상인에서는 230mmHg까지 상승한 실험보고가 있다. 이때, 이들의 안정시 수축기혈압은 105~100mmHg이었으므로 동일한 강도의 운동시에 훈련되지 않은 사람은 혈압이 125mmHg가 상승된데 반하여 훈련된 자에 있어서는 혈압이 50mmHg밖에 상승되지 않았다.

이와 같은 결과는 동일한 강도의 운동을 행함에 있어서 훈련된 자에게는 적은 혈압의 상승으로도 가능함을 나타내는 것이며, 더 나아가 운동의 강도를 더욱 높여도 충분히 지탱할 수 있는 여력이 있음을 의미하는 것이다.

4. 심전도

인간이 생명을 유지하기 위해서는 심장의 기계적 활동 즉, 수축과 확장이 반복적으로 이루어져야 하는데, 이러한 기계적 활동은 심장의 전기적 활동(electric action)에 의한 심근의 흥분과 이완에서 비롯된다.

심전도(Electrocardiogram : ECG 또는 EKG)는 심장의 전기적 활동, 즉 심근에서 발생한 활동전압(action potential)이 변화하는 것을 체표면에서 기록한 것으로 1903년 생리학자 Willem Einthoven이 전류계를 이용하여 심장의 전기적 활동을 기록한 것이 효시이다.

심전도에 관한 여러 가지 약속이나 용어는 Einthoven이 처음 제시한 것을 그대로 현재에도 사용하고 있다. 오늘날 세계 각국의 수많은 의사나 스포츠 과학자들은 심장기능 및 심장질환의 과학적인 검사방법으로써 심전도의 가치를 인정하고 널리 이용하고 있다. 심전도의 결과가 반드시 피검자의 심장질환이나 심장기능의 특성을 진단하는데 결정적인 임상적 정보를 제공하지 않으나, 체계적인 분석을 통하여 검사자는 피검자의 심박수, 심장리듬, 심장자극, 전도양식을 판정할 수 있고, 심근허혈증상(ischemia), 또는 심근경색증(infarction) 등의 심장질환 증상을 찾아낼 수 있다.

따라서 병원의 스포츠의학센터 또는 스포츠크리닉에 종사하는 전문인력은 물론 일반인의 건강과 체력증진을 위한 운동지도자라 할지라도 의사, 스포츠과학자, 운동처방 전문가들과의 정보교환을 원활하게 하기 위해서는 심전도에 관한 기본적인 지식을 알아야만 한다. 심전도는 측정조건에 따라 안정(휴식) 심전도검사와 부하 심전도검사로 구분할 수 있는데, 운동부하 심전도검사를 통하여 보다 정밀한 진단이 가능하다.

1) 심전도의 유도와 전극

심전도는 피부표면 전극을 통한 유도형태에 따라 12 - 유도심전도(12 - lead ECG)와 단일 - 유도심전도(a single ECG lead=1 - lead ECG)로 구분할 수 있다. 의사들은 일반적으로 12 - 유도 심전도를 통하여 심장상태를 분석-평가하는데 운동지도자들에게는 단일 - 유도심전도가 적절하다. 12 - 유도심전도는 3개의 표준유도(사지이극유도 : standard of bipolar limb lead)와 3개의 사지 단극유도(unipolar limb lead) 그리고 6개의 흉부유도(chest lead)로 구성되어 있다.

표준유도는 Lead Ⅰ(유도Ⅰ), Lead Ⅱ(유도Ⅱ), Lead Ⅲ(유도 Ⅲ)로써 각각 음전극과 양전극을 가지고 있다[그림 9-4].

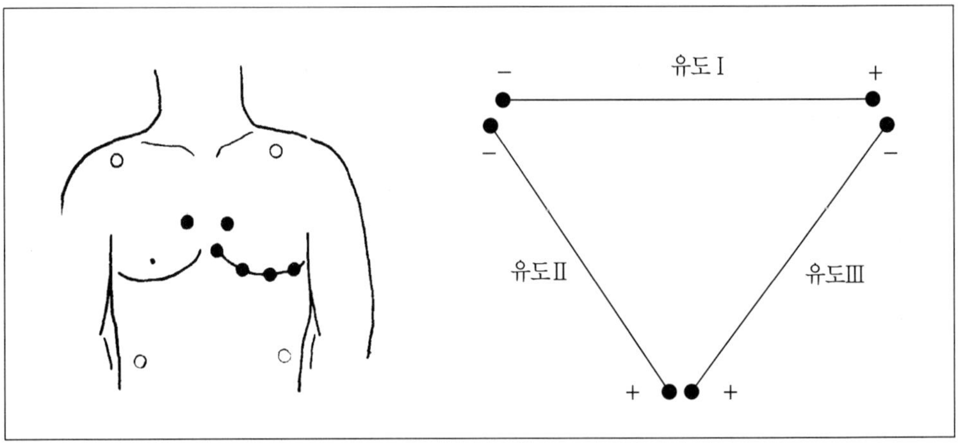

[그림 9-4] **표준유도**(Lead I, II, III)와 **흉부유도**(V_1, V_2, V_3, V_4, V_5, V_6)

유도 I 에서 양전극은 왼팔이고, 음전극은 오른팔이다.

유도II에서 양전극은 왼다리이고, 음전극은 오른팔이다.

유도III에서 양전극은 왼다리이고, 음전극은 왼팔이다.

이들 3가지 유도는 Einthoven 세변을 이룬다.

사지단극유도는 $_a$VR, $_a$VL, $_a$VF로써, 사지의 어느 한 곳 즉 오른팔(R), 왼팔(L), 왼발(F)중의 하나가 양전극을 가지고, 나머지 전극들은 음전극을 이룬다[그림 9-5].

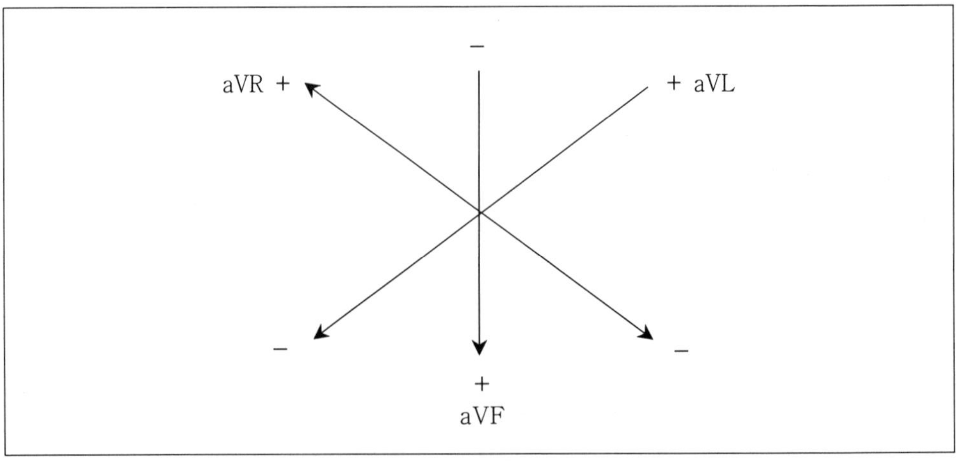

[그림 9-5] **사지단극 유도**(aVR, aVL, aVF)

흉부 유도는 $V_1, V_2, V_3, V_4, V_5, V_6$로써 이 유도법은 흉부 피부표면에 양극의 전극을 부착하여 심전도를 기록하는 방법이다.

올바른 흉부유도 심전도를 얻기 위해서는 정확한 위치에 흉부전극을 부착하는 것이 중요하다[그림 9-6].

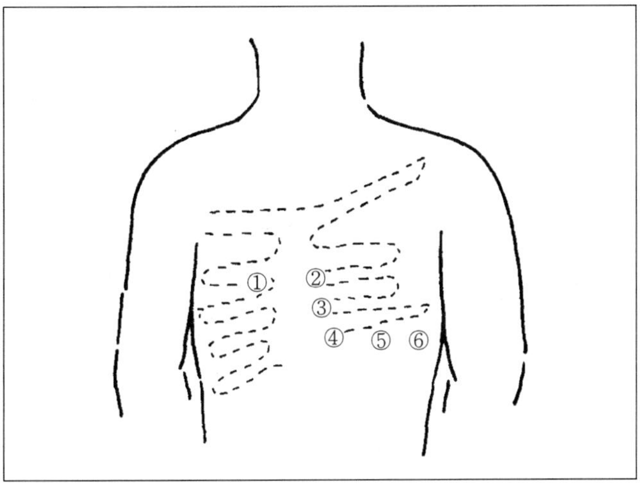

[그림 9-6] 흉부유도의 전극 부착부위

V_1 : 넷째번 늑골간 공간 내의 우측 흉골연(stemal border)

V_2 : 넷째번 늑골간 공간 내의 좌측 흉골연

V_3 : V_2와 V_4사이 중앙부

V_4 : 제5늑간골 공간내의 쇄골 중앙선상

V_5 : 제5늑간골 내의 전액와선상

V_6 : 제5늑간골 내의 중간액와선상

흉부유도의 전극과 심장과의 관계를 살펴보면 V_1 - V_2는 주로 우심실벽의 전위를 기록하고 V_5 - V_6는 좌심실벽의 전위를 기록하도록 위치하고 있다. 또한 V_3 - V_4는 심실 중격부의 전위를 측정하는데 적합하며 V_1 - V_2가 V_5 - V_6에 비하여 심장에 가깝게 위치하고 있음을 알 수 있다.

운동검사시 가장 일반적으로 사용하는 단일 - 유도 심전도 검사는 CM-5로써 이것은 12 - 유도 심전도의 유도 V_5와 매우 유사하다[그림 9-7].

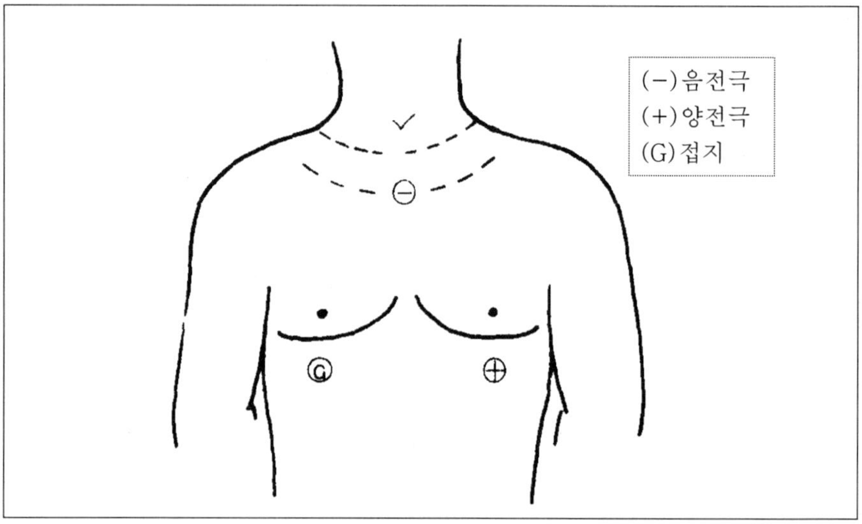

[그림 9-7] 단일 - 유도 심전도 CM-5

2) 심전도 기록지

기록지의 폭은 4~6cm이고, 1㎟(가로×세로=1㎜×1㎜)의 정사각형이 새겨진 기록지는 5㎜마다 다소 굵은 선으로 인쇄되어 있다.

이 기록지는 심전도계에 내장된 롤러에 의해 1초 동안에 25㎜ 또는 50㎜의 속도로 앞으로 보내진다. 따라서 심전도 검사시 측정 전에 먼저 용지출력 속도를 확인하는 것이 중요하다. 심전도 파형의 폭은 심장이 흥분했다가 이완되는데 소요시간을 알기 위해 긴요하다. 이 시간, 즉 파형 폭의 측정기준은 0.04초이다. 이 0.04초의 단위는 기록지의 출력속도에서 산출된 것이다.

즉 1초에 25㎜이므로, 1㎜는 1초÷25=0.04초에 해당한다.

심전도 파형의 폭 혹은 파형과 파형간의 간격은 모두 1㎜(0.04초)를 기준으로 해서 측정된다.

파형의 폭이나 높이, 깊이를 측정하는데 편리하도록 기록지는 5㎜마다 굵은 선으로 되어 있는데, 굵은 선과 굵은 선은 0.20초(5㎜)에 해당한다.

파형의 전합은 수직축을 기준으로 측정하는데, 수직으로 한칸(1㎜)은 0.01㎜V(milli Volt)이며, 굵은 선 한칸은 5㎜이므로 0.05㎜V에 해당한다.

3) 심전도 파형(Electrocardiogram Wave)

심장의 수축과 확장을 나타내고 있는 심전도 파형(Wave)의 1주기는 P파, Q파, S파, T파(U파)로 나누어지는데, 이들 문자는 Einthoven이 임의로 붙인 것이다.

흉부유도에서도 V자도 마찬가지이다.

심전도 파형주기는 [그림 9-8]과 같다.

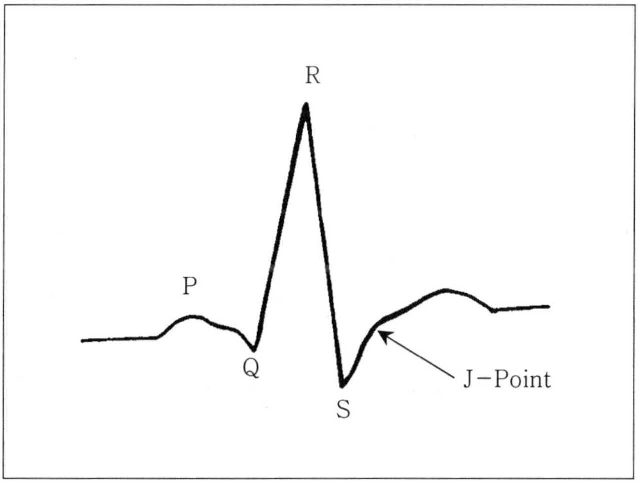

[그림 9-8] 심전도 파형 주기

심전도의 처음에 나타나는 것은 P파인데, 이 P파는 좌우 심방벽의 흥분에 의한 것으로 심방탈분극(atrial depolarization)을 나타낸 것이다.

정상 P파는 일반적으로 완만한 반원형이고, 그폭(지속시간)은 0.12초 이내이며, 그 높이는 2.5㎜이하인데, 이는 곧 심장벽의 흥분이 0.12초 이내에 끝나고, 그 전압이 0.25mV 이하임을 뜻한다[그림 9-9].

P파 다음에 곧은 심이 그려지고, 이어서 나타나는 첫번째 하향굴절이 Q파이다. 심실벽의 흥분이 시작 즉 심실탈분극의 시작을 의미한다[그림 9-10].

R파는 Q파에 이어 나타나는 향상굴절로써 심실탈분극의 결과이다. 또한 S파는 Q파 또는 R파 직후의 하향굴절로써 이 또한 심신탈분극의 결과이다[그림 9-11].

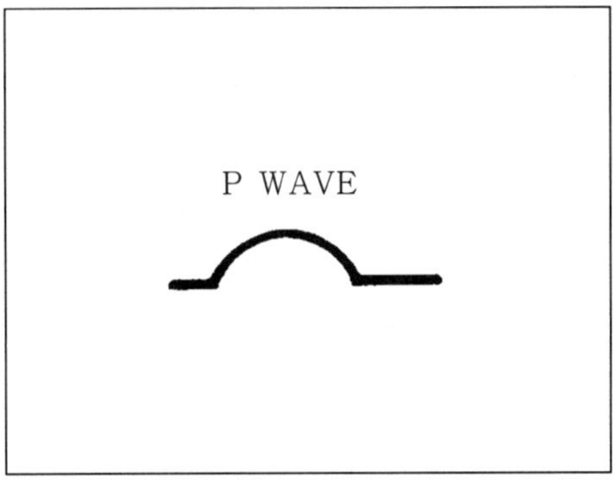

[그림 9-9] P파

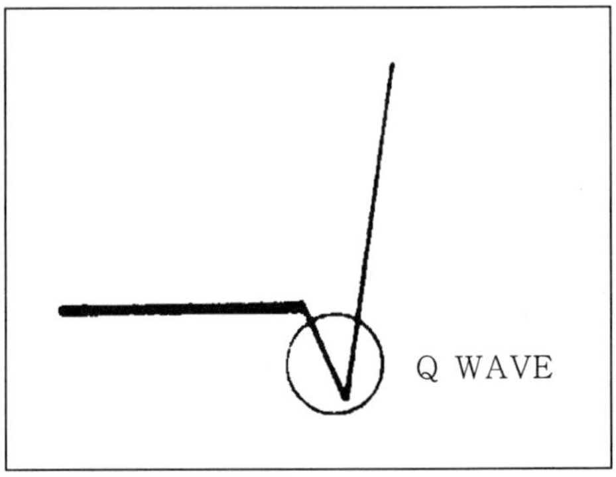

[그림 9-10] Q파

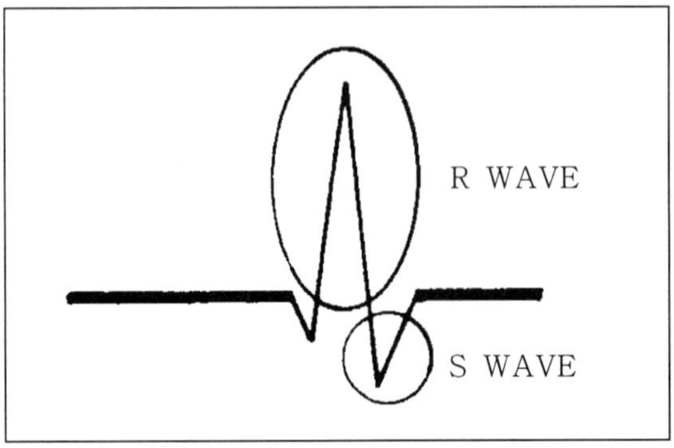

[그림 9-11] R파와S파

여기에서 Q, R, S파는 심신탈분극(좌우심실벽 및 심실중격의 흥분)을 의미하기 때문에 하나의 집단으로 간주하여 QRS군(QRS - Complex)으로 지칭한다.

QRS군의 폭은 0.10초 이내(일반적으로 0.06초-0.08초)이고, 높이는 26㎜ 이하이다[그림 9-12].

QRS군 다음에 비교적 곧은 선이 그려진 다음에 T파가 그려진다. 이 T파는 흥분된 심실벽이 이완되는 과정을 나타내는 것이다. T파의 폭이나 높이는 몇초라든지 몇 ㎜로 측정하지 않는 것이 보통인데, 그 폭은 QRS군보다 훨씬 넓고, 반대로 그 높이는 QRS군보다 훨씬 낮다[그림 9-13].

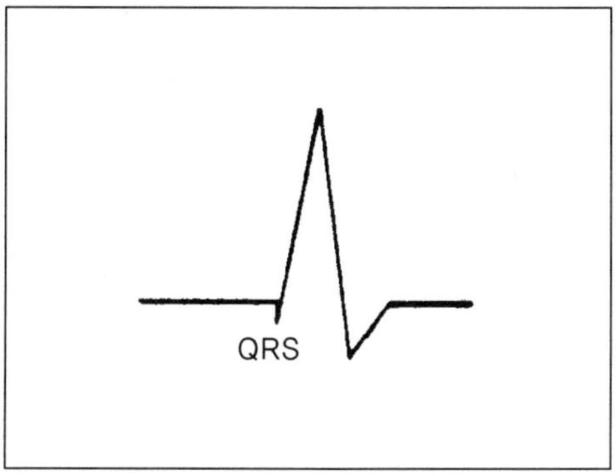

[그림 9-12] QRS군

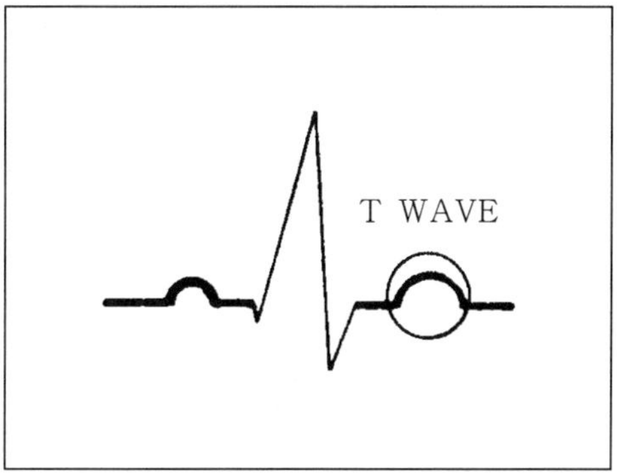

[그림 9-13] T파

T파 혹은 U파 끝에서 다음 P파까지는 직선이 그려지는데 이 직선을 기저선(base-line)또는 등전류선(isoelectric line)이라 하며, 심장의 전직적 활동이 정지 상태에 있음을 뜻한다. 기저선 윗쪽에 그려지는 진동은 양성(+)파형이라하며, 기저선 아래쪽에 그려지는 것을 음성(-)파형이라 한다.

P파,T파,U파에는 양성, 음성의 것이 있고 때로는 양성, 음성이 섞인 2종류의 P파나 T파로 나타날 수도 있다.

4) 심전도 간격과 분절

R-R간격(R-R interval)은 하나의 R파에서 다음에 나타나는 R파까지 소요되는 시간이다.

P-P간격은 심방탈분극간의 소요시간을 의미한다.

P-R간격은 P파의 시작 지점에서 QRS군의 시작 지점까지이다.

P-R간격은 심방탈분극의 시작에서 심실탈분극 시작까지의 서요 시간을 의미하며, P-R간격의 상한계0.20초 또는 5개의 작은 구간(5mm)이다.

QRS 간격은 심실의 탈분극에 소요되는 시간을 의미하는데, 정상적 QRS간격은 0.10초(2.5mm)이하이다.

Q-T간격은 QRS군 시작점에서 T파 끝지점까지로 측정하며, 심실수축기간과 일치한다. P-R분절(P-R segment)은 P파의 끝지점에서 QRS군의 시작점까지를 뜻하고, ST 분절은 QRS군과 T파 사이를 지칭한다. 이들 분절은 기저선과 동일한 수준에 위치하며, 심방벽과 심실벽의 흥분종료에서 이완과정으로 들어가기까지의 심장의 전기적 활동의 중간 정지상태를 의미한다.

5) 심전도에 의한 심박수 측정

심전도 기록을 이용한 심박수 산출은 심전도 파형의 1주기 사이의 심전도 기록지 넓이와 소요시간을 구하여 비교적 용이하게 할 수 있다. 즉 연속 출력되는 심전도 1주기 사이클에 있어서 하나의 R파와 다음 나타나는 R파 사이(R-P구간)의 넓이 또는 소요시간 등을 구하여 심박수를 계산하는 방법으로써 다음 공식에 대입하면 된다.

심전도 기록지의 출력 속도가 1초에 25mm인 용지를 사용할 경우

공식 1) 1분간의 심박수(회/분)=1500/d
공식 2) 1분간의 심박수(회/분)=300/f

공식 1, 2에서 · d=첫 번째 R파에서 두 번째 R파까지 거리(m) 또는 기록지에 인쇄된 작은 사각형 개수 · f=첫 번째 R파에서 두 번째 R파까지의 큰 사각형 개수

예를 들어 심전도 검사결과, R파 구간의 넓이가 20mm 또는 작은 사각형 개수가 20개일 경우에, (공식 1) 대입하면 심박수=1500/20이므로 1분간의 심박수는 75회

/분이 된다.

또한 R파와 R파 사이의 큰 사각형의 개수가 5개였다면, (공식 2)에 대입하여 1분간의 심박수는 60회/분이 된다. 이때 R파 사이의 넓이 측정은 일반적으로 R파의 장점과 기저선을 수직으로 연결하여 교차되는 선을 기준으로 하여 간편하게 심박수 근사치를 산출할 수 있다.

6) 심전도와 심근장애

심근장애란 일반적으로 심실(심방)벽에 장애가 있음을 뜻하는 것으로써, 심근이 염증, 허혈, 외상 등에 의하여 정상이 아님을 말한다. 정상적인 심근이 장애로 인하여 괴사되는 경우, 이를 심근경색이라 하며 최악의 상태를 말한다. 심근장애는 상태에 따라 3가지로 나누어 설명할 수가 있다[그림 9-14].

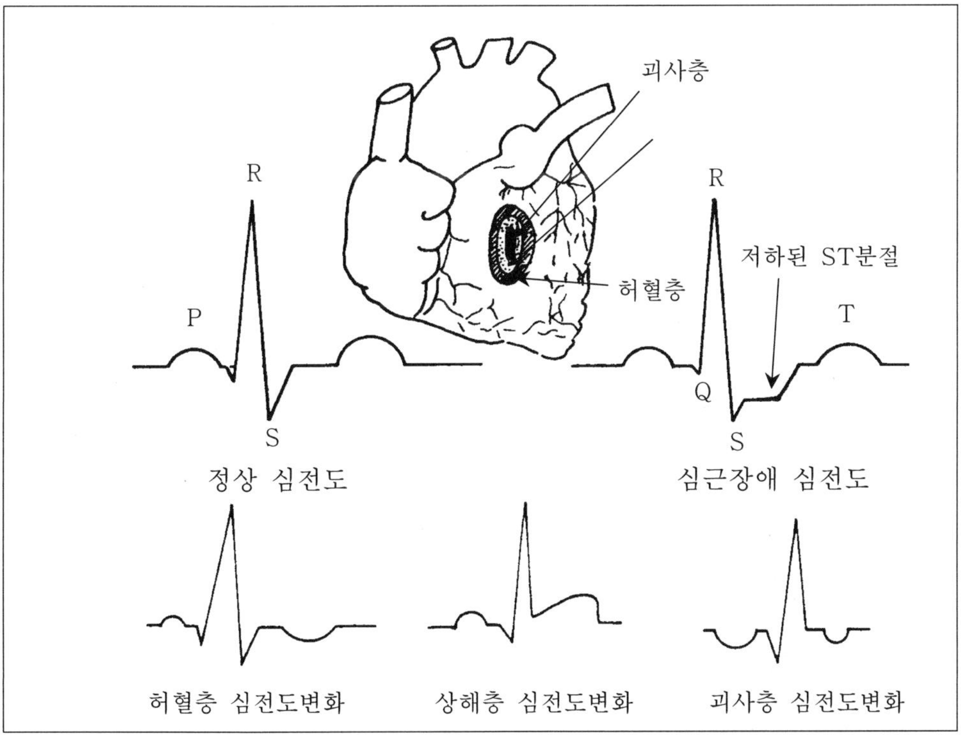

[그림 9-15] 심근장애에 따른 심전도의 변화

첫째 : T파의 변화에 의한 허혈층
둘째 : ST의 변동에 의한 상해층
셋째 : QRS군 변화에 의한 괴사층

피검자에 대한 보다 정확한 자료의 확보와 운동(검사) 중에 불의의 사고를 예방하기 위해서는 지금까지 언급한 심전도의 기초가 매우 중요시 되며, 이보다 더욱 중요한 것은 심전도에 이상이 있거나 의문점이 발생했을 때에는 즉시 운동검사를 중단하고 이 분야의 전문의사와 상의하는 일이다.

제10장 성인병의 운동처방과 운동재활

1. 심장병
2. 고혈압
3. 동맥경화(관상동맥 질환)
4. 부정맥
5. 고지혈증
6. 당뇨병
7. 비만
8. 만성호흡기 질환
9. 요통
10. 스트레스
11. 만성관절염
12. 골다공증

제10장 성인병의 운동처방과 운동재활

1. 심장병

1) 심장병의 원인

튼튼한 심장은 건강의 상징이다.

인체내에서 가장 많은 양의 운동을 하는 장기가 심장이며, 모태에서부터 시작하여 일생동안 1초도 쉬지않고 규칙적으로 수축과 이완을 반복하면서 운동을 하는데 이것이 맥박이다. 성인의 맥박수는 1분에 70~80회 정도이며, 이 맥박은 심장질환을 진단하는데 흔히 이용된다. 즉, 맥박이 규칙적으로 뛰지 않는 부정맥이 오거나 맥이 너무 여리고 약하면 심장에 이상이 있는 것으로 진단할 수 있으며, 맥박수로 심장기능을 평가할 수 있다.

일반인에 비하여 운동선수의 심장기능은 매우 우수하여 운동 중에 서서히 증가하고, 운동 후 빨리 회복되는 것이 특징이다. 또한 운동선수의 심장은 수축력이 커서 심장에서 1회 펌프해 내는 혈액량이 많으므로 서맥으로도 충분히 혈액을 체내에 공급할 수 있으며, 우수한 심장은 그 맥박수가 40회 이하인 것도 있다. 이와 같이 운동선수의 심장은 일반인의 심장과는 그 기능이 현저한 차이가 있다.

심장은 혈액순환의 기능을 가지고 있으므로 혈액순환이 원활히 되기 위해서는 심장기능이 우수해야 함은 물론이며, 혈액순환이 잘되므로써 인체에 산소 및 영양물질이 잘 공급되고 각 조직 속에서 생긴 탄산가스와 노폐물이 빨리 제거되어 신체조직이 항상 신선하고 생기있는 상태가 되기 때문에 각종 질환에서 해방될 수 있는 것이다. 사망의 정확한 진단은 혈액순환이 완전히 멈추어질 때 즉 심장이 완전히 멎었을 때를 말하며, 이와 같이 심장이 마지막 생사를 가름하는데 까지 이용될 정도이니 이 심장이야 말로 생명의 근원이라 하겠다.

인체의 장기 중에서 마음을 뜻하는 '심(心)'자가 붙은 것은 이 심장밖에 없으며, 심장에 스트레스를 받게 되면 각 신체내부를 지배하는 자율신경인 교감신경과 부교감신경에 혼선이 초래되어 이 심장을 크게 해치게 된다.

심장은 견고한 근육주머니로 된 네개의 부지런한 펌프조직으로 단거리 선수의 다리근육 보다도 강한 노동력을 행사한다.

심장의 좌심실에서 혈액을 한 번 펌핑하는데 소요되는 시간은 약 3/10초 그리고 나서 0.5초의 휴식이 있을 뿐이며, 이 생명장치는 무게가 인체의 1/200 밖에 안되는데도 혈액공급량의 1/20을 스스로 소모해야만 하니 이것은 다른 장기나 조직이 필요로 하는 양의 약 10배에 해당하는 셈이 된다.

심장병은 이토록 정교하고 강인한 심장의 펌프작동 장치보다는 이 펌프작동에 필요한 급유장치의 노쇠나 파손에서 야기되는 경우가 더 많다.

심장으로 가는 영양분이 혈액을 심장 자체의 펌프작업 현장에서 직접 퍼 오지는 못하며, 심장의 구조적 약점으로는 관상동맥을 들 수 있다.

인체내에서 최다 사고발생 지역을 직접 목숨과 결부시켜 생각하면 바로 이 터널 부근이 가장 위험하다고 할 수 있다.

동물성 지방질이 많아진 현대인의 식단 그리고 신체활동이 적어진 편리한 현대생활에서 오는 운동부족과 과학적 문명의 환경이 조성한 긴장과 스트레스의 증가는 심장에 대한 부담을 그만큼 증가시키고 있다.

최근 심장병 환자는 현대사회에서 급격한 증가추세를 보이고 있으며, 심장병은 문명이 발달되고 생활환경이 쾌적해질수록 인류가 감당해내야 할 가장 비싼 생명의 청구서로 꼽히게 되었다.

심장이식에서 비롯하여 페이스 메이커의 개발, 인공심장 실험 등 20세기 후반에 들어와 이런 말썽이 늘기 시작한 심장에 대한 철저한 과학적 재조정이 박차를 가하고 있는 것은 그 때문이다. 심장병의 주요 위험인자는 비만, 흡연, 혈압을 들 수 있다. 또한 운동이 약하면 약할수록 심장병 발병률이 높고, 운동을 전혀 하지 않을 때에는 발병률이 더욱 높아지며, 반대로 운동을 적절한 양으로 생활화하면 그 발병률은 현저히 감소된다. 여기에서 운동정도가 적절하다 함은 운동을 무턱대고 행하는 것이 아니고 운동처방의 원리에 따라서 규칙적으로 반복하는 것을 의미한다.

2) 운동재활 및 처방론

운동은 근육중의 ATP와 PC의 분해에 의한 화학적 에너지(근수축과 관절의 움직임)가 기계적 에너지로 교환되어 발휘되는 것인데 근조직 중의 ATP와 PC의 농도에는 한계성이 있으므로 음식물에서 얻은 당질 · 무기질 · 단백질의 이화작용에 의해서 ATP를 재합성 시키는 대사경로가 필요하다.

대사경로에는 유기적 대사경로(산소를 필요로 함)와 무기적 대사경로(산소가 필요없음)가 있다.

유기적 대사에는 공기 중에서의 산소가 입, 코, 폐를 경유하며 혈액 중으로 들어가게 되고 혈액 중의 산소는 대부분 산화헤모글로빈의 형태로 전신에 운반된다.

이와 같이 운반된 산소는 근세포의 미토콘드리아 내의 전자전달계에 의해 에너지 공급에 이용되어지며 따라서 전신지구력인 운동을 행할 때에 그 에너지 수요가 필요하면 할수록 다량의 산소가 근세포로 운반되어야만 한다. 때문에 지구성 운동을 행하면 심혈관계의 활동이 활발하게 되는 것이며, 심혈관계의 운동은 적어도 5분 이상 계속적으로 지속하는 것이 필요하다. 체력이 매우 약하거나 운동부족증이 있는 사람은 주로 걷는 운동부터 시작하는 것이 바람직한데 그냥 막연히 걷는 것 보다는 보통의 걸음보다 약간 빠르게 스피드를 내면서 오랫동안 걷는 것이 좋다. 날씨가 좋은 날에 대자연과 호흡하며 걷는다면 매우 기분이 상쾌할 것이다.

걷기에는 산보, 속보, 경보가 있다.
산보는 1시간에 4km(보폭 60~70cm)정도 걷는 속도이다.
속보는 1시간에 6km(보폭 80~90cm)정도이다.
경보는 1시간에 8km(보폭 100~120cm)정도 걷는 속도이다.
걷는 보폭은 자신의 신장에서 100을 빼면 되고 운동시간은 90~120분 정도가 적절하다.

특히 걷기운동은 오랜 기간 좌업생활을 해온 사람들에게 추천되어지는 신체활동으로 건강생활 차원에서 우선 선행되어야 하는 과제이다. 더욱이 비만, 고령자들의 주요 운동형태로 권할 수 있으며, 남녀노소를 불문하고 시간과 장소의 제약을 받지 않고 실천할 수 있는 잇점이 있다. 걷기운동을 할 때에 몇 가지 관심을 가져야 할 사항은 우선 운동화의 선택이다 물론 일반적으로 걷기에 있어 특별한 신발이 필요한 것은 아니지만 걷기가 중요한 운동형태로써 실행하는 경우나 하이킹을 실시하는 경우라면 바닥이 넓고 적당한 굽과 부드러운 소재를 고려하는 것이 좋다. 또 기후에 관련된 의복을 착용하는 것도 고려사항이 된다. 즉, 날씨가 따뜻하다면 가볍고 느슨한 의복이 좋고 추운 날이나 외부의 온도나 습기가 걷기운동에 지장을 초래할 정도라면 여기에 적응할 수 있는 소재의 옷을 차용하는 것이 바람직하다.

여기에 더 한 가지 추가되는 것은 걷기운동을 할 때 상해를 예방하기 위하여 어둡고 캄캄한 지역을 피해야 하며 교통이 혼잡한 지역은 더욱 그러하다.

*** 걷기운동 프로그램의 규칙**
걷기운동은 적어도 이틀에 한 번은 실시하는 것이 바람직하다.
편안하고 쉬운 단계부터 시작한다.
새롭게 나타나는 통증이나 고통에 주의하라.
편안하지 않다면 다음 단계로 이동하지 말라.
심박수를 관찰하고 기록한다

체력이 약간 있는 사람은 속보부터 시작하여 조깅으로 이어지는 것이 좋으며, 조깅을 할 때에는 코스와 달리는 사람을 정해놓고 그날의 신체 컨디션에 맞도록 속도를 결정한다. 또한 조깅도 다른 스포츠에 비하여 많은 사람이 실천하는 건강운동법이다. 조깅은 누구나 할 수 있는 운동 즉, 파트너가 없어도 되고 시설에 대한 준비도 필요 없다. 여기에다 비용도 그다지 들지 않는 운동이고 보니 언제 어디서나 누구라도 쉽게 접근할 수 있는 운동이라는 것이 장점이다. 이러한 조깅은 자신의 페이스로 그날의 컨디션에 적절하게 맞추어 실행할 수 있으며, 심장에 일정한 부하를 가할 수 있으며, 피곤하면 걸어가고 편안해지면 또 달리게 되어 심장에 대한 부하량을 자연스럽게 조절할 수가 있다. 그러나 조깅에도 문제점은 있다. 심장에 일정한 부하를 준다고는 하지만 조금 무리를 할 경우에는 부담이 누적되어 급성심장사를 일으킬 위험이 있다. 따라서 심질환의 가능성이 있다면 사전에 메디컬 체크로 조깅에 의한 위험성을 방지해야만 한다. 또 하나는 조깅 인구의 증가와 함께 무릎이나 하퇴, 발목에 상해를 입는 사람이 많아졌다. 그것은 조깅에 익숙하지 않아 일어나는 근육통으로 운동량을 줄이든지 며칠간 휴식을 취하면 회복이 되므로 큰 문제는 아닐 것이다. 그러나 너무 무리하게 빨리 달린다든지 해서 나타나는 뼈, 관절 장애는 심각한 상태를 야기시킬 수 있으므로 주의가 요구된다. 조깅 때 착지순간 체중의 3-4배의 힘이 가해지고 거기에다 장거리 달리기로 이어질 경우에 그 반복의 누적이 운동상해를 야기시킬 수 밖에 없을 것이다. 이때 중·고령자와 같이 하체의 힘이 약한 사람의 경우는 더욱 그러하며, 비만자는 하체의 부담이 더욱 커져 장애가 쉽게 찾아온다. 따라서 무리하지 않는 범위내에서 자신에게 적절한 거리를 달리는 것이 운동상해를 예방하는 것이 되는 것이다.

사이클이나 수영도 심혈관계의 개선을 위한 바람직한 운동으로 들 수 있는데 주의할 점은 잠재적인 질환이 있는 사람은 운동처방 지도자의 감독하에 실시함을 원칙으로 하여야 한다. 그리고 운동도 단시간의 높은 강도를 피하고 장시간에 걸쳐서 천천히 행하도록 한다. 건강체력의 유지증진을 위하여 심혈관계 개선을 위한 유효한 운동이 되는 각종 스포츠나 게임도 즐겁게 행하는 것이 좋다.

운동은 심장에 많은 양의 혈액을 보낼 수 있고 이로 인해 혈관은 탄력성을 유지하고 심장의 혈관 크기가 증대되며 심근에 산소공급을 많이 할 수 있고 또한 심근이 활동근육에 혈액을 공급할 수 있는 능력의 향상을 가져온다. 따라서 규칙적인 운동을 적절하게 행하는 것을 생활화하는 것이 필요하다. 일반성인은 호흡·순환 기능을 강화시킬 수 있는 걷기, 조깅, 수영, 줄넘기, 사이클링, 에어로빅 댄스, 등산 등이 바람직하며, 이런 운동은 운동 자체를 스피드로 처방할 수 있고 단 한 사람이라도 개별적 운동수행이 가능하다는 장점이 있다.

운동강도는 심박수를 이용하는 것이 일반적이며, 대개는 최대심박수(220−자신의 나이)의 65~85%가 적절하다.

최대심박수 측정은 트레이드밀이나 자전거 에르고미터에서 점진적인 운동부하검사로써 가능하며, 이러한 직접적인 측정이 어려운 경우라면 연령에 따라 추정할 수 있다. 다음은안정시와 최대심박수를 알고 있을 때 운동시의 목표심박수를 계산하는 방법이다.

*** 간편한 목표심박수 계산법**
연령 : 40세
안정시 심박수 : 75회/분
예측최대심박수 : 180회/(220−40)
70% 목표 심박수 : (180−75)X0.7+75= 148회/분
80% 목표 심박수 : (180−75)X0.8+75= 159회/분

목표심박수는 최대심박수나 연령에 따라 달라진다.

목표심박수는 안정시와 최대심박수의 퍼센트(%) 차이이고 여기에 안정시 심박수를 더하는데 목표심박수에 도달했는지를 알아보기 위해 맥박(요골동맥, 경동맥, 측두동맥)을 측정해보는 것이 좋으며, 운동 중에 1분 동안 정확한 맥박측정이 불가능한 경우 운동 후 6~10초 동안 즉시 맥박을 측정한다.

매주 한 번 정도는 목표심박수를 확인해 보는 것이 좋다. 운동빈도는 일주일에 3~4일 정도가 필요하며, 이것은 체력을 유지하기 위한 프로그램으로 들어간다. 또한 체력을 강화시키기 위한 프로그램은 일주일에 6일을 배정해야 한다. 이렇게 운동을 시작하면 8주가 지나면서부터 효과가 나타나기 시작할 것이다. 그러면 12주가 경과된 이후에 운동강도가 증가된 새로운 프로그램을 적용하여 점차 강도를 높여가도록 한다.

2. 고혈압

1) 고혈압의 원인

혈압이란 혈관내에 흐르는 혈액의 압력을 말하며, 이것이 높으면 고혈압이라 한다.

혈관은 심장의 박동에 의해 산소와 각종 영양소가 포함된 혈액을 신체 각 부분으로 운반하고 다시 심장으로 되돌아오게 하는 통로이며 심장에서 멀어질수록 직경이 점점 좁아져서 결국에는 백혈구 하나가 통과할 수 있는 모세혈관으로까지 된다. 이러한 혈관을 일직선으로 연결시키면 약 10만Km 정도가 되니 이것은 지구둘레의 약 2배가 되는 셈이다. 혈액은 매우 중요한 임무를 수행하면서 간, 신장, 뇌, 근육 등 신체 각 조직을 순환하면서 충분한 산소와 영양물질을 공급하고 탄산가스와 노폐물을 거두어들인다. 따라서 혈액순환만 잘 이루어져도 건강을 유지하는데 별 어려움이 없을 정도이다.

심장을 빠져나온 혈액이 혈관을 거쳐 다시 심장으로 되돌아오는 시간은 평균 50초이며 가장 짧은 거리를 도는 시간은 20초 정도이다.

심장은 1분에 수축과 확장을 70회 정도 끊임없이 반복하며, 심장이 수축하여 혈액이 혈관으로 나갈 때의 압력을 수축기혈압(최고혈압)이라 하고, 확장시의 압력을 확장기혈압(최저혈압)이라 한다.

정상일 때의 수축기혈압은 120mmHg정도이고, 확장기혈압은 80mmHg정도이다.

성인의 정상혈압은 120/80mmHg으로 보고 있으며, 혈압은 연령이 증가할수록 상승한다. 여기서 120은 심장이 수축할 때 압력(수축기혈압)을 말하고 80은 심장이 확장할 때 압력(확장기혈압)을 말한다. 그런데 이 혈압은 혈압은 하루 중에도 늘 변화되며, 대개 이른 아침시간에 혈압이 다소 낮다가 오후 2~3시경에 조금 올라간다. 또한 정신적으로나 신체적으로 안정을 취할때는 혈압이 내려가나, 흥분상태나 신체활동을 할 때는 혈압이 올라간다.

신체활동도 그 정도에 따라 혈압의 변화에 차이가 나타난다. 가벼운 활동에는 별 증가가 없으나 숨이 찰 정도의 운동에는 160mmHg정도 올라가고, 최대운동시 무려

200mmHg이상도 올라가게 되며 심장기능이 우수한 운동선수는 더 올라간다. 이는 심장 1회 수축시에 펌프해 내는 혈액양인 1회 심박출량이 많기 때문에 운동선수의 혈압이 더 올라가는 것이다. 운동이 끝난 후 5분 정도 지나면 운동 전의 혈압으로 다시 내려가게 되며, 일반적으로 운동 전보다 오히려 더 내려간다. 이는 운동 중지와 근육조직의 혈액이 심장으로 이동하는 양이 급속히 감소하여 심상에서 펌프해 내는 혈액양이 감소하기 때문에 혈압이 내려가게 되는 것이다.

운동 중에는 수축기혈압이 증가하며, 확장기혈압은 운동 중에도 별 변화가 없다. 안정시 혈압이 같은데도 운동 중에 빨리 증가하는 사람이 있는가 하면, 느리게 증가하는 사람도 있다.

일반적으로 평소에 운동을 꾸준히 할 경우에는 확장기혈압이 운동 중에 다소 감소하는 것을 볼 수 있고, 평소 운동을 하지 않을 경우는 혈관확장이 더디어 운동 중에 확장기혈압이 다소 증가하게 된다. 또 혈압은 나이가 많아짐에 따라 증가하는 것을 볼 수 있다. 나이가 들면 혈관이 약해지고 혈관내에 지방질인 콜레스테롤이나 트리글리세라이드 등의 축적으로 인해 혈관이 탄성을 잃게 되어 동맥경화 현상이 일어나게 되므로 혈압이 점점 올라가게 되며 40대 이후는 이런 현상이 두드러지게 나타나게 되는 것이다. 이것이 우리가 흔히 알고 있는 고혈압이다.

대개 연령에 90을 더한 것이 그 연령 최고혈압의 정상치라고는 하지만 연령 증가에 따른 혈압 상승은 개인에 따라 다를 뿐만 아니라 혈압은 여러 상황 즉 감정상태라든가 운동, 수면시에 따라 수시로 변할 수 있으므로 사실상 정상 혈압치를 한정짓기는 어렵다. 혈압이 높아지는 병을 총칭하여 고혈압증(high blood pressure 또는 hypertension)이라 하며 대개 혈압이 160/95mmHg이상인 경우를 말한다. 그러나 정상혈압의 기준은 성별, 연령에 따라 다소 차이가 다소 차이가 있기 때문에 30~40대라면 고혈압이 틀림없지만 60세 이상의 고령자라면 반드시 고혈압 환자라고 단정할 수 없다.

세계보건기구(WHO)에서는 혈압상태를 4단계의 기준으로 정하여 규정하고 있다.

〈표 10-1〉 인체의 혈압 기준

구분	최고(수축기) 혈압	최저(확장기) 혈압
저혈압	100mmHg 이하	60mmHg 이하
정상혈압	140mmHg 이하	90mmHg 이하
경계역(고) 혈압	141~160mmHg	91~95mmHg
고혈압	161mmHg 이상	96mmHg 이상

고혈압인 경우에는 혈액을 전신으로 내보내기 위해서 심장을 보통 이상으로 강하게 움직이게 되는데 이로 인해 심장(좌심실)은 점차 비대해지게 된다. 이렇게 되면 심장의 펌프질이 비효율적으로 되어 심부전(heart failure)이 오게 된다. 또 고혈압은 높아진 압력을 지탱하기 위해 혈관벽이 두꺼워져 동맥경화증을 초래하기도 하며 심하면 심장마비를 일으킬 수도 있다.

고혈압증은 이와 같이 심각한 순환기계 질환으로 발전될 수 있기 때문에 정상범위의 혈압을 유지하는 것이 중요하다. 고혈압은 크게 본태성 고혈압과 2차적 고혈압으로 구분한다. 본태성 고혈압은 고혈압을 초래하는 원인이 불분명한 것으로써 고혈압 환자의 90%이상이 여기에 속한다.

고혈압과 관련이 깊은 요인으로는 식습관, 비만, 유전, 종족, 스트레스 등이 관련된다고 한다. 한편 2차적 고혈압은 그 원인이 대개는 밝혀진 것으로 신장 기능의 이상, 경구 피임제 복용, 내분비 장애, 임신 등이 고혈압을 초래하는 주요원인으로 나타난다. 이러한 고혈압의 치료 방법은 1차적인 원인을 제거하여 혈압을 정상으로 되돌리는 것이다. 때문에 원인이 불투명한 본태성 고혈압이 주로 문제가 된다.

세계보건기구(WHO)에서는 세계인의 건강을 위하여 다음과 같은 메세지를 전하고 있다.

'누구나 오래 건강하게 살기 위해서는 짜고, 기름진 음식을 피하고 매일 걷기 운동을 하십시오. 여기에서 음식 중에서 짜고 기름진 것은 건강에 매우 해로울 뿐만 아니라 혈압에도 유해한 영향을 미친다는 것을 알 수 있다. 특히 연령증가와 함께 혈압이 상승되는데 45세 이상의 연령층에서 서서히 올라가며, 50세 이상의 연령층에서는 약 30% 정도가 고혈압인 것으로 보고되었다. 그리고 고혈압이라 해도 10~20년간은 자각증상을 느끼지 못하고 그 사이에 심장이나 혈관에 서서히 손상을 입히며 진행된다. 또한 혈중에 콜레스테롤이나 지방질이 필요이상으로 많으면 동맥경화는 더욱 가속화되고 혈압도 그만큼 올라가게 된다. 즉, 지방질의 과다축적은 혈압에 나쁜 영향을 미치는 것을 알 수 있으며, 따라서 혈압이 높으면 동물성 지방(LDL)의 섭취를 삼가해야 한다.

지방질의 과다축적은 비만으로 이어지고, 비만은 고혈압의 주요원인으로 대두된다. 어린 시절에는 정상혈압이었는데 성인이 되면서 체중이 초과 증가하여 고혈압이 되는 경우도 있다. 그러나 연령이 증가하더라도 체중이 늘지 않으면 혈압은 정상적으로 유지될 수 있다. 이것은 비만과 고혈압의 연관성을 말해주는 것이다. 또 본태성 고혈압의 원인으로써 유전을 들 수 있으며, 부모가 고혈압인 경우에는 정상인 부모의 아이에 비하여 고혈압이 될 확률이 두 배 정도 더 높은데 여기에는 유전에 의한 영향 뿐 아니라 체격, 식습관, 기타 환경요인이 포함된다.

고혈압은 종족 간에도 차이가 있으며 백인보다는 흑인에게 고혈압이 더 많다는 보고도 있다. 에스키모인 중에는 고혈압을 찾아보기 어렵다는데 그 이유는 소금을 먹지 않기 때문으로 밝혀졌다. 그리고 혈액순환을 방해하는 요인으로 스트레스를 들 수 있다.

스트레스는 정신적 질병의 하나이며, 이것이 일시적으로 혈압을 높이기도 한다. 그러나 일상생활에서 받는 스트레스가 고혈압을 초래하는 영구적인 원인이 되는지는 불분명하다. 이 밖에도 고혈압을 유발시키는 원인은 여러 가지가 있으며 인간의 생활사에 정말 위험한 인자가 된다. 특히 뇌혈관이 터지는 이른바 중풍이 올 수 있으며 이때 오른 뇌혈관이 터지면 왼쪽 수족에 마비증세가 오고 왼 뇌혈관이 터지면 오른쪽 수족에 마비증세가 나타난다. 이러한 혈압은 갱년기 이후에 갑자기 증가하게 되며, 여성에게는 폐경기 이후에 두드러지게 나타나게 된다.

고혈압은 초기에 아무런 증상이 없이 심장이나 혈관에 서서히 손상을 입히기 때문에 혈압이 올라가서 고혈압이 될 때까지 자각증상을 거의 느끼지 못하는 경우가 많다. 이렇게 고혈압의 진행을 느끼지 못하고 있다가 위급한 상황을 맞게 되는 경우가 흔히 있다. 그러므로 혈압을 자주 측정해보는 것이 예방을 위한 대책이 된다.

건강진단을 할때에도 고혈압이라는 결과가 나온 이후에 또다시 혈압을 측정해 보면 정상적인 경우가 있으니 혈압측정을 여러 번 반복해서 혈압이 기준치보다 높을 경우를 적용해야 한다. 이러한 고혈압은 여러 가지 합병증을 유발시키게 되는 데 대개 관절염, 당뇨병, 심장병, 만성질환 및 요통 순으로 나타나고 있다.

2) 운동재활 및 처방론

고혈압인 경우에는 음식을 싱겁게 먹고 동물성지방질 음식의 섭취는 삼가해야 한다. 또 흡연도 해롭다는 것을 인식하고 항상 운동을 적절하게 실행해야만 한다.

적절한 운동요법이 고혈압을 예방하고 치료하는데 더없이 필요하다는 것은 이제 누구나 다 알고 있다. 규칙적인 운동은 합병증이 없는 경도의 고혈압 환자의 혈압을 낮추어 주고 고혈압 환자에게 잘 생기는 동맥경화도 예방해 주는 효과가 있다.

적절한 운동은 심장에 많은 양의 혈액을 보낼 수 있어 혈관의 탄력성을 유지하고 혈관 크기의 증대와 산소공급을 많이 하게 되므로 혈관내 혈액공급 능력이 향상된다.

운동을 통한 혈압조절은 약물요법과는 달리 별다른 부작용 없이 혈압을 내릴 수 있는 장점이 있는 반면에 운동 전에 반드시 사전검사를 받는 것이 좋으며, 운동강도 또한 환자상태에 따른 조절이 필요하다. 고혈압 환자는 비교적 적은 운동부하에도 혈압이 지나치게 상승하는 경우가 많고 특히 무거운 중량물을 드는 운동이나 단거리 달리기, 줄다리기 등 일시에 많은 힘을 쓰는 운동은 심한 혈압상승을 유발하기 쉬우므로 주의해야만 한다. 반면에 산보, 속보, 경보, 조깅, 수영, 줄넘기, 사이클, 에어로빅 댄스 등의 유산소성 운동을 규칙적으로 하면 혈압을 낮추어 주는 효과가 있다.

무리한 운동은 삼가하는 것이 좋지만, 그렇다고 너무 가벼운 운동은 별 도움이 되지 않으며, 숨이 약간 찰 정도로 하는 것이 좋다. 그러므로 고혈압 환자는 비교적 낮은 강도의 운동(최대심박수의 60%이하)을 하루 30~60분씩, 1주일에 3~4일 정도 하는 것이 좋고 근육운동을 할 경우에도 부하를 가볍게 하고 횟수를 많이 하는 것(20번 이상)이 좋다.

운동의 효과는 8주가 지나면 어느 정도 나타나기 시작하고, 12주가 지나면 뚜렷해지므로 12주가 경과되면 운동강도가 증가된 새로운 프로그램을 적용하는 것이 좋다. 1주일에 3일씩 격일제로 수행할 때 1일 적정 운동시간은 운동강도 및 형태 등에 따라 결정한다.

건강상태에 따라 매일 조깅, 런닝을 약 30분 이상 숨이 찰 정도로 하는 것이 효과적이다. 걷기는 90~120분 정도가 적절하다.

물론 건강할 때에도 자기능력에 알맞는 운동처방을 받는 것이 바람직하지만 더욱이 고혈압일 경우는 반드시 전문가의 운동 프로그램에 의해 운동을 해야 한다.
만일 혈압약을 쓰고 있거나 다른 합병증이 있는 경우에는 오히려 운동이 질병을 악화시키거나 심근경색 등의 위험한 결과를 초래할 수도 있으므로 이런 경우에는 반드시 운동부하 검사를 포함한 운동전 건강검진을 받은 후 운동처방사의 처방에 의한 운동을 해야만 한다. 예를 들면 이뇨제를 쓰는 환자가 고온에서 장시간 운동을 할 경우에는 탈수증이나 저칼륨혈증을 초래할 수 있으며, 기타 다른 약물을 복용했을 경우 심박수 및 심박출량을 감소시킬 수도 있다. 또 고혈압 환자는 추운 겨울철에 운동을 할 때에는 주의가 필요하다. 이는 갑자기 찬공기를 쐬이면 혈압이 급증하기 때문인데 심한 경우에는 뇌졸중을 일으킬 수도 있어 추운 날씨에 운동을 할 경우에는 가능한 보온에 유의해야만 한다. 또한 운동 중에 땀이 나면 추운 실외에서 몸을 식히는 것보다 실내실온에서 식히는 것이 좋으며, 따뜻한 물로 가벼운 목욕을 하는 것이 좋다. 심장, 혈압에 관한 운동정밀검사를 받는 것이 안전하고 운동 중에 혈압이 200mmHg 이상 올라가는 운동은 피하도록 한다.

참고로 고혈압 환자를 위하여 다음 사항을 권장한다.

○음식물은 싱겁게 섭취한다.
○ 비만인 경우에는 우선 체중을 조절한다.
○ 나트륨 섭취는 제한하고 칼슘섭취를 적절히 한다.
○ 식이 섬유질과 불포화 지방산을 섭취한다.
○ 알콜 섭취를 제한한다.
○ 스트레스를 해소한다.
○ 규칙적인 운동을 한다.

※ 저혈압

저혈압은 수축기혈압이 100mmHg이하이고 확장기혈압이 60mmHg 이하인 경우를 말한다. 저혈압은 심장기능이 약하여 심장에서 혈액을 충분히 펌프질하지 못하기 때문에 혈액이 원활하게 순환되지 못하므로 이런 경우에는 일시적으로 혈압이 내려가지 않도록 주의해야만 한다. 혈압이 내려가면 뇌에 혈액공급이 잘 되지 않으므로 음주 후나 목욕 후에 갑자기 일어나면 뇌빈혈로 쓰러지기 쉬우므로 주의해야만 한다. 저혈압은 운동을 통하여 심장기능을 향상시키는 것이 좋으며 고혈압의 경우와 같이 꾸준하고 규칙적인 운동을 하면 심장기능이 향상되고 혈압도 정상을 되찾게 될 것이다.

3. 동맥경화(관상동맥 질환)

1) 동맥경화의 원인

동맥경화란 동맥내에 침전물이 생겨 동맥 안의 공간이 좁아지는 병이다. 이물질이 끼어 있는 낡은 수도관으로는 물이 잘 흐를 수 없듯이 동맥안의 공간이 좁아져 탄력을 잃은 혈관으로는 혈액이 잘 흐를 수 없는 것이다.

동맥내에 왜 침전물이 생기는지 그 원인은 불분명하지만 주로 혈액내의 혈소판과 콜레스테롤이 침착되어 단단한 덩어리를 형성하는 과정이며, 따라서 이 과정을 차단하는 것이 그 예방책이지만 어떤 한 가지 방법만을 가지고 예방의 지름길이라 논할 수는 없다.

동맥경화를 치료하기 위해서는 금연을 해야 하고 혈액내의 콜레스테롤을 낮추어야 하며, 고혈압이나 당뇨병이 있을시에는 이것을 같이 치료해야 한다. 그러나 무엇보다 중요한 일은 콜레스테롤이 많은 음식물의 섭취를 줄이고 규칙적인 운동을 통하여 표준체중을 유지하는 것이다. 그 이유는 규칙적인 운동을 하거나 육체적인 활동을 많이 하는 사람들이 동맥경화에 의한 심장병이 줄어든다는 보고가 나오고 있기 때문이다. 실제로 운동을 규칙적으로 반복하면 심장의 수축력이 증가하고 크기가 약간 증가한다. 또한 동맥경화증에 있어서 심장에 혈액을 공급하는 관상동맥이 좁아져 있는 사람에게는 필요한 산소를 공급하기 위하여 관상동맥간과 혈액의 교류가 많아지게 된다. 말초혈관의 협착이 있는 환자에게서도 운동에 의해 같은 효과를 볼 수 있다. 운동에 의한 혈중 콜레스테롤의 감소와 동맥경화의 예방인자인 고밀도 지질단백질(HDL)의 증가가 동맥경화의 치료에 도움을 주는데 이것에 대하여 운동자체의 효과라기 보다는 비만의 개선, 금연, 금주 등이 복합적인 원인이 된다고 보겠다.

2) 운동재활 및 처방론

혈압이 높은 사람이 운동을 하지 않고 흡연을 하는 경우에는 그렇지 않은 사람보다 관상동맥질환에 걸릴 확률이 약 20배나 높다고 한다.

규칙적인 운동은 혈관내 많은 양의 혈액을 보낼수 있게 됨으로써 혈관은 탄력성을 유지하고 혈중의 콜레스테롤의 감소와 동맥경화 예방인자인 고밀도 지질단백질(HDL)의 증가 및 심장에 산소공급을 많이 할 수 있게 된다. 또한 관상동맥간의 혈액을 공급할 수 있는 능력의 향상을 가져온다.

운동은 협심증이나 심근경색을 예방하고 치료 및 재발방지에도 매우 효과적이다. 그러나 운동자체가 위험성을 나타낼 수도 있기 때문에 반드시 전문의 진단과 운동검사를 포함한 정밀검사를 받고 운동프로그램에 따라야 한다.

동맥경화의 치료를 위한 운동은 사람마다 운동능력이 다른 이유로 어떤 운동을 어떻게 해야 한다고 말하기가 그리 쉽지만은 않다.

운동은 대개 걷기, 조깅, 수영, 줄넘기, 사이클링, 에어로빅댄스, 등산 등 유산소성 운동으로 활동하는 것이 좋고 역기 등의 중량운동이나 단거리 달리기, 줄다리기 등과 같은 무산소성 운동은 위험성이 따르므로 금지해야 한다.

운동시에는 최대운동 강도의 50% 이상으로 운동을 시작하여 운동강도를 높이는 것이 좋으며, 이것은 대부분 최대심박수의 65% 이상이 되고, 최대심박수의 70% 내지 85%가 될 때까지 운동을 해야 효과가 나타난다.

최대 맥박수는 220에서 자기 나이를 빼면 되는데 30세는 분당 190회, 40세는 180회, 50세는 170회, 60세는 160회가 된다. 실제로 어떤 종류의 운동을 선택하여 실시하면서 자기의 맥박수를 재어보면 운동강도를 측정해 볼 수가 있다.

운동시간은 30분 정도가 좋지만 운동을 시작하기 전 10분간 준비운동을 하고 마친 후 10분간 정리운동을 하는 것이 필요하다.

협심증 환자는 운동강도가 지나치게 높아지면 흉통과 같은 증상이 나타나는데 이런 경우에는 운동검사를 하여 증상이 나타나는 운동강도를 정확히 파악하여 이보다 10~20% 정도 낮은 강도의 운동으로 조절한다.

운동의 횟수는 적어도 1주일에 3일 이상은 해야만 효과가 있으며 5일간 실시할 것을 권장한다.

운동의 효과는 사람마다 다르나 보통 빠르면 2주, 늦으면 6주 후에 나타난다. 그리고 12주가 지나면 뚜렷해진다. 따라서 12주가 경과되면 운동강도가 증가된 새로운 프로그램을 적용하는 것이 좋다.

이상과 같이 동맥경화증에 대한 운동처방은 체중과 혈압, 콜레스테롤의 감소를 나타내고, 심장적응에 의한 혈액공급의 증가로 관상동맥 질환을 개선할 수 있다.

1주일에 5일정도 하고, 운동시간은 운동강도 및 형태 등에 따라 결정된다. 조깅과 런닝은 30분 정도가 좋지만 운동을 시작하기 전 10분간 준비운동을 하고 마친 후에는 10분간 정리운동을 하는 것이 필요하다. 걷기는 90~120분 정도가 알맞다.

운동량은 점진적으로 증가시키며, 준비 및 정리운동을 필히 실시하고 또 충분한 양의 물을 섭취한다.

부인운동학적 사고방식으로 지나치게 운동을 회피하는 것은 바람직하지 못하다. 그러나 운동 중 호흡곤란이 있거나, 가슴이 죄듯이 어지럽거나, 가슴이 불규칙하게 두근거리는 증상이 있는 경우에는 운동을 즉시 운동을 중단하고 전문의 진단을 받아야만 한다. 심근경색증의 경우 급성기 때 약 2주간은 운동이 금지되는데 입원후 2주가 경과되면 운동검사를 한 후 전문의 처방에 따라 가벼운 운동부터 시작할 수 있다.

관상동맥 질환자가 운동할 때 주의할 점은 다음과 같다.

- 중량운동과 무산소성 운동은 금지이다.
- 몸을 앞으로 숙이거나 구부리거나 팔이 머리보다 위로 올라가는 자세를 취하지 않는다.

- 식사 후, 음주 후 1시간 이내에는 운동하지 않는다.
- 너무 덥거나, 추운 날씨에는 운동하지 않는다.
- 정신적 스트레스를 주는 운동은 삼가 한다.
- 언덕이나 경사진 곳에서의 무리한 운동을 삼가 한다.
- 차거나 뜨거운 물에서의 목욕을 금지한다.

대개는 최고심박수(220-자신의 나이)의 65%~85%가 될 때까지 운동을 해야만 훈련의 효과가 나타난다.

4. 부정맥

1) 부정맥의 원인

부정맥이란 심장의 전기자극의 형성이나 전도에 이상이 있을 경우에는 맥박이 불규칙해지거나 너무 느리거나 빠르게 되는데 이런 현상을 말한다.

인간이 생명을 유지하고 신체활동을 수행하는데 필요한 영양소와 산소를 신체조직 구석구석에 운반해 주기 위해 심장은 모태에서부터 시작하여 일생동안 1초도 쉬지 않고 규칙적인 수축과 이완을 반복한다. 이러한 심장에 이상이 있다면 맥박을 짚어서 증상을 의심할 수 있는데 가슴이 두근거리거나 어지러움증의 증상이 있을 때 맥박이 불규칙적이라면 부정맥을 의심할 수 있다. 부정맥에는 크게 심실성 부정맥, 심방성 부정맥, 방실전도 장애 등이 있다.

부정맥은 여러 가지 심장병의 증후 즉 심부전증이나 허혈성 심장병 등에 의해 나타날 수도 있고 특별한 병이 없어도 수면부족, 정신적 흥분, 과로운동 등에 의해 발생하기도 한다. 운동에 의해 부정맥이 유발된다는 사실은 매우 흥미로우며 때때로 부정맥이 운동에 의해 유발되거나 사라지기도 한다.

운동에 의해 유발되는 부정맥은 심장질환자 뿐만 아니라 일반 건강인에게서도 나타날 수 있는데 대개 장시간 서서 일하는 사람에게서 그 빈도가 높다.

2) 운동재활 및 처방론

부정맥이 있는 경우에도 대개는 심각한 증상을 초래하는 경우가 적으므로 적절한 평가 후에 운동을 계속할 수 있다. 그러나 소수의 경우 부정맥으로 인한 호흡곤란, 흉통, 현기증 등의 증상을 보일 때가 있는데 이럴 때에는 운동이 중단된다.

특히 심한 심실성 부정맥이나 방실전도 장애가 있는 경우에는 운동검사를 받아 전문가의 운동처방에 따른 운동 프로그램에 의해서만 운동실시가 가능하다.

5. 고지혈증

1) 고지혈증의 원인

고지혈증이란 혈액중에 총콜레스테롤이 높거나 중성지방이 높은 고중성지방혈증을 말한다.

일반적으로 총콜레스테롤치가 240mg/dℓ 이상이거나 중성지방치가 200mg/dℓ 이상인 경우를 말하는데 고지혈증은 대개 그 자체가 증상을 나타내는 것은 아니지만 동맥경화를 일으키는 위험인자가 된다.

콜레스테롤 가운데 저밀도지단백 콜레스테롤이 동맥경화를 일으키는 원인으로 그리고 고밀도지단백 콜레스테롤은 동맥경화를 예방하는 역할을 하는 것으로 알려져 있다. 고지혈증은 1차성 고지혈증과 2차성 고지혈증이 있는데 1차성 고지혈증은 유전적 요인으로 나타나는 것이며, 2차성 고지혈증은 다른 질병이나 약물 등에 의해 부수적으로 나타나는 것이다.

2) 운동재활 및 처방론

유전적인 1차성 고지혈증 보다는 운동을 별로 하지 않고 비만한 2차성 고지혈증에 운동효과가 크다.

규칙적인 운동은 중성지방을 낮추고 저밀도지단백 콜레스테롤도 낮추어 줄 뿐만 아니라 고밀도지단백 콜레스테롤을 높여주기 때문에 고지혈증의 예방 및 치료에 매우 효과적이다.

고지혈증의 치료는 곧 동맥경화를 예방하는 것이 되고 동맥경화의 예방은 협심증이나 심근경색증 등의 관상동맥질환, 뇌경색 등 뇌혈관질환, 말초혈관의 폐쇄 등을 일으키는 위험인자도 제거하는 것이 된다.

운동이 고지혈증 치료에 효과적인 이유는 첫째로 근육 중에 있는 중성지방을 분해하는 효소에 작용하여 분해를 촉진시키고 둘째로 에너지 소비를 늘리며 이때에 지방을 에너지원으로 사용하기 때문이다.

운동강도는 심박수를 이용하는 것이 일반적이며, 대개는 최대심박수(220-자신의 나이)의 60~80%를 유지하는 것이 좋은데 심박수 측정이 곤란한 경우에는 약간 힘들다고 느끼는 정도나 호흡곤란을 느끼지 않으면서 알아들을 수 있게 이야기할 정도의 강도로 하면 된다.

운동빈도는 1일 1회씩 1주일에 3~5일 정도가 좋으며, 운동지속 시간은 운동의 종류 및 강도에 따라 결정되는데 일반적으로 목표 강도에서 15~45분간 지속하는 것이 적당하다.

중성지방이 높은 경우와 고밀도지단백 콜레스테롤이 총콜레스테롤의 20%이하인 경우에는 운동검사를 포함한 사전 건강검진을 받는 것이 안전하며, 운동 중에도 저지방식의 식사요법이 필요하다. 또한 운동 중에 흡연을 하면 고밀도지단백 콜레스테롤의 개선도 어렵고 중성지방의 감소도 나타나지 않는 경우가 많으니 이점 유의해야 한다.

6. 당뇨병

1) 당뇨병의 원인

당뇨병은 당대사 작용을 하는 인슐린이 췌장에서 잘 분비되지 않거나 세포 자체의 당대사 기능이 떨어질 때 생기는 병이다. 즉, 일종의 대사성(代謝性) 질환으로써 신체내부에서 일어나는 화학반응에 이상을 일으키는 것에 의해 여러 가지 증상을 초래하는 질병이다. 특히 당 대사에 장애가 있어 혈당이 높아지게 되어 체내 당성분이 세포에서 제대로 처리되지 않기 때문에 필요 없는 당을 소변을 통해 자주 내보낸다.

혈당은 에너지원이므로 늘 일정한 농도를 유지해야 하는데 어느 한도 이상으로 지나치게 많아지면 오줌으로 배출되어 허사가 된다. 보통 건강한 사람에게는 혈액 100ml당 80-100mg의 혈당이 함유되도록 조절되고 있는데 이러한 조절을 담당하는 주된 호르몬이 “인슐린”, “아드레날린”이다

식사를 하면 음식물 중의 탄수화물은 소화기관 속에서 포도당으로 흡수되어 혈당이 되는데 조절에 이상이 생기면 혈당이 너무 높아져 오줌으로 배출된다. 이것을 방지하기 위하여 인슐린이 혈당을 “글리코겐”이라는 저장형태의 물질로 바꾸어 간장이나 골격근 속에 저장하는 것이다. 혈당은 식후에는 높아지게 되나 곧 정상으로 되돌아오기 소변으로 배출되지 않지만 반대로 공복시에는 혈당이 떨어지며, 장기간 스포츠와 같은 신체활동을 하면 혈당소비가 증가하여 역시 혈당치가 내려간다. 이때에는 아드레날린에 의해 저장해 두었던 글리코겐을 분해하여 포도당으로 바꾸어 혈액으로 보내 혈당치를 정상으로 되돌린다.

혈당이 너무 높아지면 소변으로 배출되며, 이렇게 소변을 자주 보면 자연스럽게 물과 음식물의 섭취가 늘게 된다. 즉, 당뇨병은 소변을 많이 보고 물을 많이 마시는 한편 음식물을 많이 섭취하는 3多현상(다뇨, 다음, 다식)과 체중감소 등 전구현상을 보이는 것이 특징이다. 그러므로 별다른 이유 없이 이와 같은 증상이 나타나게 되면 당뇨병을 의심해볼 필요가 있다. 그러나 전체 당뇨병 환자의 10%는 이같은 전구증상을 나타내지 않으므로 혈당검사나 요당검사를 수시로 받아 질병여부를 확인해야 한다. 일단 당뇨에 걸리면 혈액순환이 잘 안되고, 간혹 의식장애, 혼수상태 등을 일으킬 수 있으며 특히 뇌졸중이나 백내장 망막증, 말초신경병증, 자율신경병증, 신장장애, 발의 괴저 등 심각한 합병증이 발병되지 않도록 주의해야 한다.

당뇨병은 유전적 요인과 환경적 요인 그리고 운동부족에 의하여 발병하며 치명적인 합병증을 유발시키지만, 유병사실을 조기에 발견하여 적절한 치료를 받으면 거의 정상인과 다름없는 생활을 할 수 있다. 그리고 식이요법과 운동요법, 인슐린 주사요

법을 철저하게 꾸준히 실천함으로써 합병증 예방이 가능하다. 그러나 여기에서 한 가지 알아두어야 하는 것은 주사요법으로 인슐린을 투여하여 보충해 주는 방법은 일종의 대증요법(對症療法)으로 질병의 완치보다는 증상을 진정시키는데 그치는 경향이 있으며, 췌장이 스스로 인슐린을 만들어 분비해야 하는 본연의 작용을 충실히 하지 않아도 외부에서 주사로 투여되므로 얼마 후에는 그 작용을 더욱 게을리 하게 되고 점점 외부에서 투여되는 인슐린에 의존하려는 경향이 강해진다. 이렇게 되면 환자는 평생 동안 주사를 맞아야 하는 불편한 장애를 안게 된다.

2) 운동재활 및 처방론

생활이 윤택해짐에 따라 영양을 과잉섭취하게 되고 모든 생활이 자동화됨에 따라 신체활동이 극히 줄어 운동부족증이 나타나게 된다. 따라서 당뇨병의 예방과 치료를 위해서는 식이요법과 운동요법이 중요하다.

식이요법의 기본원칙은 배부르게 먹지 말고 시장기가 가실 정도로만 먹어야 한다. 특히 당뇨병 환자 중에 비만일 경우에는 체중을 1kg 정도 줄이기 위해서도 식이요법이 반드시 필요하다.

운동은 당뇨병에 있어서 더없이 필요하다. 당뇨병 환자가 어떤 운동을 할 때 식후 혈당치가 정상화된다고 하며, 인슐린에 대한 수용기의 감수성이 높아져 주사를 맞지 않아도 적은 인슐린 양만으로도 혈당조절이 가능해지며, 비록 주사에 의한 투여가 필요하더라도 그 투여량이 적어지는 것이다. 또 운동은 당뇨병의 위험인자인 비만을 해소시켜 당뇨병 치료에 한몫하는 효과도 가져온다. 즉, 운동을 꾸준히 행하면 비만도 해결되고 스트레스도 해결됨은 물론 건강증진 및 체력향상에도 큰 도움이 된다. 이렇게 운동은 당 대사작용을 원할하게 하므로 인슐린이 췌장에서 잘 분비되어 세포자체의 당 대사기능에 향상을 가져오므로 체내당성분이 세포에서 제대로 처리되어 신진대사를 촉진시킨다. 이제는 운동요법이 단순한 대증요법이 아닌 근본적인 치유방법이 된다는 것을 이해할 수 있을 것이다. 그렇다고 모든 당뇨병이 운동에 의해 치료되는 것은 아니며, 중년 이후에 나타나는 인슐린 비의존형에는 좋은 효과를 보이지만, 유전성이 강하고 어린 시절부터 보이는 인슐린 의존형은 운동요법으로 효과를 기대하기 어렵다.

당뇨병을 예방하기 위해서는 발병원인이 되는 비만, 스트레스, 운동부족을 해소시켜야 한다. 따라서 당뇨병의 예방과 치료를 위해서는 식이요법과 운동요법이 무엇보다 중요하며, 특히 비만일 경우에는 체중을 1개월에 1kg정도를 줄이기 위한 식이요법이 반드시 필요하다. 한편, 운동은 당뇨병에 있어서 더없이 필요한 활동이다.

운동은 그 자체가 혈당을 낮추어 주기도 하고 근육 등에서 인슐린 감수성을 증가시키고 당 이용률을 높여 적은 양의 인슐린으로도 많은 양의 당을 에너지원으로 이용할 수 있도록 해준다. 또한 운동을 꾸준히 행함으로 체중을 조절하여 비만도 해결되고 스트레스가 해소됨은 물론 콜레스테롤과 중성지방은 낮추어 동맥경화를 예방하고 심폐기능도 향상시킬 수 있기 때문에 인슐린이 발견되기 이전부터 식이요법과 함께 당뇨병 치료의 한 방법으로 널리 이용되어 왔다.

당뇨병 환자가 운동할 때의 원칙은 몇 가지 주의사항을 제외하고는 건강한 사람의 올바른 운동방법과 크게 다를 바 없다. 운동의 종류는 당뇨병 치료효과를 위해서 호흡순환 기능의 강화운동인 산보, 속보, 경보, 조깅, 수영, 줄넘기, 사이클링, 에어로빅댄스, 등산 등이 좋다.

무리한 운동은 삼가하는 것이 좋지만 그렇다고 너무 가벼운 운동은 별 도움이 되지 않으며, 운동의 기본원칙인 숨이 조금 찰 정도로 하는 것이 좋다. 당뇨병 환자의 운동은 일반 건강인보다는 운동강도를 약간 낮게 하고 운동시간을 조금 길게 하는 것이 좋으며, 운동강도는 인슐린 의존형의 경우 최대심박수의 50~80% 정도로 하고 운동시간은 40~60분 정도가 바람직하다. 운동강도 설정시에 심박수를 측정하여 조절하는 것이 좋지만 합병증이 있는 경우에는 심박수를 이용하지 말고 운동의 기본원칙인 숨이 조금 찰 정도로 하는 것이 좋다. 운동빈도는 1일 1회씩 1주일에 5~7일 정도로 일반 건강인보다 더 자주하는 것이 좋다.

운동의 효과는 8주가 지나면 어느 정도 나타나기 시작하고, 12주가 경과되면 운동강도가 증가된 새로운 프로그램을 적용하는 것이 좋다. 그리고 1주일에 6일 이상 수행할 때 1일 적정 운동시간은 30~60분 정도가 좋다. 또한 운동은 아침시간에 하는 것이 오후시간에 하는 것보다 더욱 효과적이라고 한다. 이는 아침시간 운동은 오후시간 운동에 비해 혈당조절이 잘되어 저혈당에 빠질 우려가 적고 인슐린도 적게 증가되기 때문이다. 즉, 인슐린이 증가된 상태에서 운동을 하면 효과는 감소되는 것이다.

당뇨병 환자는 운동을 시작하기 전에 먼저 전문의 진단을 받아 운동이 필요한지 그리고 안전한 운동인지의 여부를 판단하여 실시해야 하며, 특히 다른 합병증이 있는 경우에는 정밀검사를 받아 운동처방에 따른 프로그램에 의해 운동을 해야만 한다. 누구나 운동을 할 때는 전문가의 지도를 받는 것이 바람직한 일이나 특히 당뇨병 환자는 운동 전에 전문의를 찾아서 당뇨병의 진행 정도와 그 합병증의 진행 정도를 검진 받아야 하며, 운동능력 정도를 평가받은 후에 과학적인 운동처방을 받아 운동을 시작하는 것이 불의의 사고를 미연에 방지할 수 있을 것이다. 또한 당뇨병은 조기에 발견하여 합병증이 오기 전에 식사요법과 운동요법을 병행하는 등 철저한 관리를 하는 것이 중요하다.

당뇨병도 다른 성인병과 마찬가지로 치료보다 예방이 중요하며, 규칙적인 운동을 꾸준히 계속하는 것이 당뇨를 해결할 수 있는 것이다. 또 혈당이 지나치게 높은 당뇨병 환자는 운동시에 혈당이 급격히 상승할 수 있으므로 운동을 시작하기 전에 혈당을 조절해야 한다. 당뇨병도 다른 성인병과 마찬가지로 치료보다 예방이 더 중요하며 규칙적인 운동을 꾸준히 계속하는 것이 당대사 작용도 원활하게 하고 인슐린이 췌장에서 잘 분비되어 세포 자체의 당대사 기능에 향상을 가져온다. 따라서 체내 당성분이 세포에서 제대로 처리되어 신진대사를 촉진시키고 건강증진 및 체력향상에 큰 도움이 되는 것이다.

* 당뇨병 환자가 운동을 할 때 주의해야 할 사항은 다음과 같다.

- ○ 식사는 운동 1~3시간 전에 해야 한다.
- ○ 인슐린은 적어도 운동 1시간 전에 투여한다.
- ○ 장시간 운동을 할시에는 저혈당에 빠지기 쉬우므로 30분 마다 약간 당분을 섭취한다.
- ○ 단시간 강한 운동은 혈당이 급증하고 케톤(ketone body)이 생길 우려가 있으므로 삼가해야 한다.
- ○ 운동 중에 관절이나 근육에 손상이 나지 않도록 주의해야 한다.

○ 혈당 250mmHg% 이상일 때 소변에 케톤 유무를 검사해야 한다.

○ 인슐린 투여와 운동을 병행할시에는 인슐린 투여량을 줄여야 한다.

7. 비만

1) 비만의 원인

비만의 주된 원인은 영양의 과잉섭취 및 운동부족이다.

인체를 물탱크에 비유하면 위의 수도꼭지로부터 kcal가 섭취되고 아래쪽의 수도꼭지는 운동과 같아서 kcal를 소모시킨다. 들어오는 양과 나가는 양이 일정할 때 인체는 일정한 체중을 유지하는 것인데 아래쪽의 수도꼭지를 잠그거나 수도관이 막히면 이때 체내의 지방이 증가되어 비만이 된다. 즉, 비만이 되는 것은 음식물을 많이 섭취하고 운동은 거의 안한 탓으로 볼 수 있는데 이 이론은 일상생활에서 맞지 않는 경우도 많다. 그것은 인체가 서로 각기 다르게 kcal를 조절하고 신진대사를 하는 생명체라는 점이다.

다시 말하면 어떤 사람은 지방을 신체에 더 많이 저장하는 체질을 가지고 있는가 하면 또 어떤 사람은 체내의 화학적 반응 혹은 신진대사가 더 많은 지방을 축적하도록 변화되며, 후자가 비만이 되는 것이다. 그러나 적어도 대부분의 경우를 보면 영양분의 과잉섭취와 운동부족이 비만을 야기시키는 것은 부인할 수 없는 사실이다.

음식물이 구강을 통하여 인체에 들어가면 소화가 되어 소장으로 운반되는데 이곳에서 단백질, 탄수화물, 지방 등이 혈류에 의하여 간으로 운반되며 그곳에서 산화과정을 거쳐 각자의 역할을 한다. 그런데 균형있는 음식물 섭취를 못하거나 과잉섭취를 하면 각 영양소는 아주 빨리 상호전환을 시작하는데 문제는 초과된 단백질이나 탄수화물이 지방으로 전환될 수는 있어도 지방은 결코 탄수화물이나 단백질로 전환되지 않는다는데 있다. 이렇게 만들어진 지방은 먼저 근육 속의 세포에 쌓이기 시작하며 그 다음으로 이용가능한 지방세포가 포화상태가 될 때 새로운 지방세포가 형성된다. 결국에는 지방이 근육 밖의 피하에 축적되는데 이것이 비만이다.

만일 섭취된 영양분에 대하여 충분히 연소시킬 수 있는 근육의 운동이 뒤따른다면 단백질이나 탄수화물은 지방으로 전환될 기회를 잃게 된다. 그런데 불행히도 현대문명의 발달은 운동부족을 야기시키고 영양소의 과잉섭취를 몰고 옴으로써 성인병의 커다란 원인 중 하나인 지방으로 비만을 탄생시켰다.

매력이라는 관점에서 보면 체중이 얼마쯤 되어야 하는지를 파악하기가 쉽지만은 않다. 그것은 문화에 따라 기준이 바뀌기 때문이며, 이상적인 체중을 계산하기 위한 공식이나 지침이 개발되었지만 각각 그 장단점이 있다.

다음은 표준체중과 비만도 측정공식이다.

표준체중 = [신장(cm) − 100] × 0.9

비만도(%) = 실제체중(kg) − 표준체중(kg)/표준체중(kg) × 100

여기에서 체중이 몇 kg인가 만이 중요한 것이 아니라 더 중요한 것은 체지방의 페센트(%)인데 일반적으로 남성은 15~19%, 여성은 22~26%의 범위내에 있는 것이 좋다. 여기에서 여성들이 남성들보다 더 많은 지방을 가져야 하는 것은 여성이 임신과 수유시에 필요한 추가에너지를 지방의 형태로 복부와 엉덩이에 저장해 두기 때문이다. 지방의 페센트를 저하는 방법은 체질량지수(체질량지수 = 체중(kg)/[신장(m)]2), 꼬집기 테스트(pinch test), 허리둘레 측정법(girth test) 등 여러 가지가 있다. 정상체중에서 약 10% 초과되는 과체중을 건강하지 않다고 말하기는 곤란하지만 20% 이상 초과된 비만이라면 문제는 달라진다. 그렇다면 비만은 체내, 체외 또는 양쪽 모두의 상황에 의하여 일어나는가? 실제로 많은 원인이 있을 것이고 많은 종류의 비만이 있을 수 있다. 다음은 설명 가능한 몇 가지 요인이다.

- 지방세포 이론(fat cell theory) : 비만자는 다른 사람에 비하여 더 많은 지방세포를 가지고 있다는 것이다. 지방세포 이론에서는 유아 초기에 과식이 지방세포의 수를 증가시킨다고 한다.
- 세트포인트 이론(setpoint theory) : 세트포인트 이론은 신체는 본질적으로 체중의 범위를 '선택한다'는 가정에 근거를 두고 체중에 있어서 신체의 안정성으

로써 모든 사람들에게는 자신이 가지고 있어야 하는 지방량을 결정하는 고유 조정체계가 있다는 것이다.

○ 외부신호 이론 : 외부신호 이론에서는, 음식은 그 자체를 보상으로 본다. 에를 들어 비만자는 스트레스 때문에 먹는다는 증상을 보이며 더 많이 먹는 것으로 불만을 해소시키려 한다.

○ 운동부족 : 섭취량에 비하여 소비량(활동량)이 부족하면 이것이 누적되어 비만이 된다.

또한 비만 정도는 다음과 같이 구분할 수 있다.

○ 경증 비만 : 경증비만은 이상체중보다 20~40% 정도 많은 것으로 식생활 습관, 운동형태를 변화시킴으로 써 해결할 수 있다.

○ 중등도 비만 : 중등도 비만은 이상체중에서 41~100% 이상 초과하는 경우이며, 이런 꼉우에는 부분적으로는 경증비만과 같은 방법을 실시하면서 식이요법의 병행이 필요하다.

○ 중증 비만 : 중증비만은 이상체중을 100% 이상 초과한 상태이다. 이런 상태에서는 건강에 위협을 주기 때문에 여러 가지 비상적 조치가 필요하게 된다.

여기에서 비만에다 스트레스가 겹쳐지면 거의 대부분은 질병의 영향권 안에 들어가는데 현대사회는 이 두 가지가 쉽게 누적될 위험이 많기 때문에 성인병 증가의 가능성은 그만큼 높아질 수 밖에 없으며, 과식이 원인이 되어 죽음에 이르는 인간의 책임을 누구에게 돌릴 것인가? 아무리 조심하려 해도 인간은 맛있는 음식을 먹고 싶어하는 본능적인 욕구를 억제하기 어렵다는 사실은 누구나 다 알고 있다. 그런데 맛있는 음식이란 예외없이 지방을 포함하고 있다. 그렇다면 가장 좋은 방법이 되는 지방질 섭취를 피하는 것이 매우 어렵다는 것은 분명한 사실이다. 때문에 운동을 통하여 적당한 근육을 유지시키고 지방을 연소시키는 방법을 택하게 되는 것이다.

근육의 유지상태와 비만의 정도는 복부에서 쉽게 찾아볼 수 있다.

배가 많이 튀어나왔다는 것은 근육이 줄어들고 지방질은 그 이상 누적되었다는 것을 의미하며, 따라서 그만큼 혈액순환이 방해받고 있는 것이다.

복부내에는 빈 공간에 내장이 담겨져 있는데 이처럼 빈 공간이 많으면 지방이 쌓일 가능성이 그만큼 크다. 물론 지방은 피하(皮下)에도 쌓이지만 특히 복강(腹腔)에 많이 쌓이므로 배를 보면 지방의 축적 정도를 쉽게 파악할 수 있는 것이다.

비만 중에서도 복부비만의 위험도가 더욱 높다는 것은 주지의 사실이며 전복부 비만보다도 측복부 비만이 지방질 제거가 더욱 어렵다. 또한 복부지방은 다른 피하지방보다 분해가 쉽게 되어 혈중 지방농도를 높여 동맥경화를 빨리 유발시키며, 그보다 복부와 같이 상체의 비만이 엉덩이와 허벅지의 비만보다 유방암이나 자궁암의 발병률이 5배 이상 높다고 한다. 여하튼 허리띠에 구멍이 하나 늘어나면 수명이 5~10년이나 감소된다고 하며, 체중이 10% 증가하면 사망률이 남자는 11%나 증가되고, 여자는 17%나 증가된다고 하니 적절한 운동으로 근육을 활성화시키는 방법이 절실히 요구된다.

2) 운동재활 및 처방론

체중감량에 필수적이고 중요한 것은 식이요법과 운동요법이다. 그러니 이제는 체중감량만을 위한 식이요법과 무리한 사우나를 하고, 심지어는 신체에 해로운 약물까지 복용하여 체중을 줄이는 행위는 삼가자.

인체는 지방질과 비지방질로 구분되는데, 체중감량은 바로 지방질을 줄이는 것이지, 신체의 필요성분 자체를 줄이는 것은 아니다. 그러므로 무리한 사우나로 인한 체중감량은 신체에서 감소시켜서는 안될 비지방질인 칼륨, 칼슘, 마그네슘, 인 등까지 감소된다는 점에 유념하여야 한다. 즉 너무 잦은 사우나는 오히려 위해로운 결과를 초래할 수도 있다는 것을 알아야 한다. 또한 살빼기 약재 및 식품 등을 이용한 지방제거도 삼가하는 것이 좋다. 이같은 물질 대부분이 인체에 해를 끼쳐 소화불량, 설사 및 이뇨를 촉진시키고, 식욕이 감퇴되며, 불면증, 신경쇠약 등이 초래된다.

이런 생리적 부작용이 심하게 나타나므로, 이와 같은 스스로 무덤을 파는 식의 체중감량은 삼가도록 하자. 또한 사우나를 통해 체중을 감량하려고 애를 쓰는데 이것 또한 바람직하지 못하다.

사우나를 통해 체중을 4% 감소시키면 우리 체내에 필요한 혈액성분이 무려 18%

나 빠져나가므로 너무 잦은 사우나는 건강을 해치게 된다는 것을 알아야 한다.

사우나에 들어가기 전에 70kg인 체중이 사우나 직후에 68kg이 되었다고 기뻐한다면, 이것은 크게 잘못된 것이다. 그 이유는 인체에서 사우나로 인한 수분이 빠져나간 것이지 기름이 빠져 나간 것은 아니기 때문이다.

인체에 있는 지방은 기름이지 수분이 아닌 것이다.

기름은 태워야 하고, 태우는데는 많은 산소가 필요하므로 그러기 위해서는 운동을 통해 산소를 많이 섭취해야 하는 것이 당연한 것이다.

사우나는 운동과는 달리 체내에 많은 산소가 필요하지 않으므로 많은 양의 체지방을 태울 수 없다. 다시 말해서 사우나와 운동은 같은 양의 땀을 흘려도 그 효과는 다르다는 것이다.

사우나에 비교해 보면, 운동으로 흘린 땀 속에는 노폐물, 발암물질, 각종 중금속이 녹아 있으니 이는 좋은 성분은 남아있고 나쁜 성분만 빠져나간 것을 알 수 있다. 더욱이 근육운동을 통해 땀을 흘리면 근육이 발달되고 조깅, 에어로빅 등으로 땀을 흘리면 심폐기능이 향상되니 이는 노폐물 제거 뿐만 아니라 체력 향상에도 도움이 되는 일석이조의 효과가 있는 것이다. 이렇게 볼 때 식이요법과 운동을 통한 비만 해결이 무엇보다 중요함을 알 수 있다.

식이요법의 원칙은 섭취열량을 줄이되 단백질은 충분히 공급하고 지방은 적절한 양과 질을 조절하면서 무기질과 비타민도 충분히 공급하여 균형있는 영양을 이루게 하는 것이다. 그러나 단순히 식이요법만을 행하다보면 체력이 저하되거나 근육이 감소되는 이상 현상이 나타날 수 있으므로 운동요법과 병행하는 것이 좋다.

식이요법은 주로 수분이나 근육 속의 단백질이 감소되게 하지만 운동은 지방을 에너지원으로 활용하여 축적된 지방량을 감소시키면서도 근육은 유지된다.

비만 대책으로 운동을 하는 경우에 체지방을 보다 많이 소비시킬 수 있는 운동형태가 좋다는 것은 두말할 나위가 없으며, 이러한 측면에서 볼 때 무산소성 운동보다는 유산소성 운동을 선택하는 것이 바람직 하다.

여기에는 세 가지 이유가 있다.

첫 번째로, 지방보다는 당을 에너지원으로 이용한 무산소성 운동보다는 처음에는 당을 에너지원으로 이용하지만 시간의 경과에 따라서 점차 지방을 에너지원으로 사용한 유산소성 운동이 효과적이라는 것이다. 즉, 강한 강도의 운동은 지방보다 체내에 당질인 글리코겐이 먼저 감소하기 때문에 낮은 강도의 운동을 장시간 하는 것이 비만을 줄이는데 중요한 것이다.

두 번째로, 과격하고 극심한 운동은 젖산이 축적되고 축적된 다량의 젖산이 지방분해를 방해하는데 비해 유산소성 운동은 젖산이 그다지 증가하지 않으므로 이같은 현상을 염려하지 않아도 된다. 또 안정시에 흡입된 산소의 양으로는 체지방을 태우는데 부족하므로 운동을 통해 더 많은 산소를 들여마셔야만 많은 양의 지방을 태울 수 있는 것이다.

세 번째로, 무산소성 운동보다 유산소성 운동이 에너지 소비량의 절대치를 크게 할 수 있다는 것이다. 소비에너지의 전체량 중에서 지방이 치지하는 비율이 일정하다고 하면 전소비량이 많을 때 지방 소비량도 그만큼 많아지게 되는 것이다.

여기에서 특히 주의해야 할 점은 증가된 체중은 서서히 줄여야 한다는 것이다.

일단 증가되고 있는 체중을 더 이상 증가되지 않도록 하는 것만 해도 성공의 첫단계인 것이다.

체중이 지난 2년 동안 2kg가 증가되었다면, 앞으로 2년내에 1kg을 줄이는 것이 가장 이상적인 체중감량 방법인 것이다.

비만자에게는 운동강도를 낮게 하고, 운동시간은 60분 이상 장시간으로 해야 하며, 일주일에 6일 이상 하는 것이 체지방 감소에 가장 이상적인 운동부하량이 된다. 사실 체중을 줄인다는 것은 어려운 일이 아니다. 그러나 성인병 예방의 첩경이 비만과 싸워 이기는 것이라는 것을 명심하고 평생을 두고 운동을 통한 체중감량에 노력해야 할 것이다.

비만은 요구량을 초과하는 에너지 섭취에 나타나므로 식이요법을 통하여 에너지 섭취를 줄이고 운동을 통해 에너지 소모량을 증가시켜야 한다. 또한 운동요법은 운동중이나 안정시에도 에너지 소비를 증가시키며, 운동 자체가 고혈압, 동맥경화, 당뇨병 등 비만과 관련된 각종 질병에 대한 예방 및 치료효과가 있어 더욱 좋다. 운동을 통해 에너지 소모량을 증가시키고 식이요법으로 에너지 섭취를 줄여야 한다. 사실 체중을 줄이는 일이 어려운 것만은 아니지만 그렇다고 결코 쉽지만도 않다. 그러나 성인병 예방의 첩경이 비만제거라는 것을 명심하고 운동을 통한 체중감량에 노력을 해야만 한다.

체중조절을 위한 운동은 호흡순환 기능의 강화운동인 산보, 속보, 경보, 조깅, 런닝, 사이클링, 크로스컨트리, 에어로빅댄스, 스키, 수영, 등산 등이 좋다.

운동강도는 최대심박수(220-자신의 나이)의 40~50%가 적절하며, 운동빈도는 1일 1회씩 1주일에 6~7일 정도로 아침 식전에 하는 것이 좋으며, 운동시간은 운동강도 및 형태에 따라 결정한다. 일반적으로 속보, 경보, 런닝은 약 60분 이상, 걷기는 90~120분 정도가 알맞다.

운동의 효과는 8주가 지나면 어느 정도 효과가 나타나기 시작하고, 12주가 지나면 뚜렷해진다. 따라서 12주가 경과되면 운동강도가 증가된 새로운 운동 프로그램을 적용하는 것이 좋다.

운동량은 점진적으로 증가시키며, 준비 및 정리운동을 필히 실시하고 또 충분한 양의 물을 섭취한다.

부인운동학적 사고방식으로 지나치게 운동을 피하는 것은 바람직하지 못하다.
이렇게 식이요법과 운동요법으로 체중을 조절하면서 또 한 가지 병행해야 하는 것은 생활습관 자체이다. 식이요법과 운동요법이 체중조절에 있어 매우 중요한 방법이기는 하지만 일상생활에서 행동적으로 습관화되지 않으면 일시적 감량에 그칠 뿐 지속적 효과를 기대하기 어렵다. 문제가 되는 습관을 찾아내어 그것을 수정하고 올바른 목표를 세워 그것을 습관화 하는 것이 반드시 필요하다.

8. 만성호흡기 질환

1) 만성호흡기 질환의 원인

성인의 만성 호흡기질환의 대부분은 만성기관지염, 기관지 천식 등 이른바 만성폐쇄성 폐질환이라 불리우는 질병이 차지한다.

여러가지 원인으로 폐의 작은 기관지가 좁아지거나 망가져 기도폐쇄가 늘어나 산소공급에 장애를 주는 이들 질환은 대부분 40대에서 만성적 기침이나 잦은 호흡기 질환의 재발 등으로 나타나기 시작한다.

특히 만성기관지염은 약간 빠른 보행이나 계단을 오르내려도 숨이 가쁘고 기침을 하게 되며, 냉기가 심한 밤중이나 새벽이 되면 기침이 끊이지 않고 계속되는데 이러한 증상은 일종의 직업병으로 기인되거나 다른 질병에서 합병증으로 야기되는 경우도 있다. 그리고 천식은 수축된 폐 속으로 공기가 관통하여 정상적 호흡에 장애가 되는 상태인데 원인은 먼지나 곰팡이에 의한 알레르기 반응일 수도 있고 차가운 환경에 노출되거나 심한 운동에 의한 역반응으로 나타날 수 있다. 천식인 경우에는 가슴이 뻐근한 증상을 느끼며, 이와 함께 호흡곤란이 야기되고 손톱, 입술, 피부가 파랗거나 회색으로 변한다.

2) 운동재활 및 처방론

규칙적인 운동은 만성폐쇄성 폐질환의 예방 및 치유에 매우 효과적이다. 그러나 이미 만성폐쇄성 폐질환이 있는 환자는 운동실시 이전에 폐기능 검사와 운동부하 검사를 받아 안전여부를 확인한 이후라야 운동처방 프로그램에 의한 운동실시가 가능하다.

만성폐쇄성 폐질환 환자에게 좋은 운동은 산보, 속보, 경보, 수영, 사이클링 등이다. 상체에 무리를 주는 운동은 삼가하는 것이 좋은데 그 이유는 폐에 불필요한 부담을 주기 때문이다.

운동강도는 질병의 정도에 따라 달라지는데 폐기능 검사상 폐활량이나 초당 노력호기량이 정상의 60% 이하이면 운동실시상 심각한 제한성을 보이므로 전문의 지시에 따라야 하며, 운동 중에 혈중 산소농도가 85% 이하로 떨어지면 산소공급이 필요하다. 여기에서 폐기능이 60~80% 정도를 유지하면 운동부하 검사결과에 따라 최대 운동 능력의 75% 정도의 강도로 운동을 하면 된다.

운동방법은 단속적인 방법에서 시작하여 점차 지속적 방법으로 시간을 늘려 나가도록 하여 이후에 45~60분 정도를 계속적으로 걸을 수 있는 정도가 되면 걷는 속도의 단계를 높여준다. 운동을 하는 날의 기후도 고려하여 너무 건조하거나 또는 추운 날씨는 가급적 피하도록 한다. 규칙적이고 꾸준한 운동은 호흡곤란 등의 증상을 감소시키고 운동능력을 향상시킬 수 있으며, 경우에 따라 특별한 호흡운동이나 호흡근력 강화운동 등이 필요할 수 있다.

9. 요통

1) 요통의 원인

요통은 급성과 만성으로 구분되며 이것은 시간적 개념의 차이다. 대개의 급성요통은 허리를 뒤로 젖힐 때나 옆으로 틀어 돌릴 때 삐끗하는 느낌과 함께 시작된다. 그 후 아급성기를 거쳐 만성으로 이어지게 되는 것이다. 또한 요통은 기계적 원인과 비계적 원인으로 구분되며, 기계적 원인으로 야기되는 요통은 적절한 운동으로 상태가 호전되지만 비기계적 요인은 운동과 휴식 그리고 자세균형에 관계없이 언제까지나 통증이 계속된다.

인간이 직립보행을 하기 위한 중력평형을 유지하기 위해서는 척주가 적당한 만곡현상을 유지해야 하는데 그것은 경추부 만곡(전만), 흉추부 만곡(후만), 요추부 만곡(전만), 천미부 만곡(후만)의 4가지 S자형 만곡을 말한다.

인체가 체중을 지탱하며 신체활동을 하는데에는 강인한 근육과 인대를 필요로 하는데 근피로 등으로 근육이 약해지면 S자형 만곡이 정상을 벗어나고 이내 척주변위가 시작된다. 이러한 척주변위는 근육과 신경 등에 압박을 가하게 되고 무리한 신체활동은 곧 요통을 유발시키는 요인으로 나타난다. 특히 만성요통이 있는 사람들은 근약증, 근이완 또는 배근 및 복근의 과도한 긴장이나 슬건근의 긴장 등이 원인으로 신체가 불균형적으로 변위된다.

요부근육군은 척추를 굴곡시키는 굴곡근이 있고 골반을 기울여 요부를 신전시키는 천극근 등과 장요근 등의 직접작용에 의해서 척추를 신전시키는 척추신전근이 있다.

대퇴사두근은 골반을 기울이는 것으로 척추를 신전시키고 대퇴이두근은 대퇴를 고정하여 골반을 직립시키는 역할을 함으로써 요추와 관련된다.

만일 배근과 복근력 그리고 대퇴부와 골반이 불균형을 나타내면 골반과 요추부에 스트레스가 누적되기 쉬우며 이것이 나중에 요통의 원인이 된다.

흔히 볼 수 있는 요통증상으로 추간판탈출증, 요추분리증, 근육성 요통, 인대단열, 선장관절 염좌, 내부장기 질환 등이 있다.

척추의 각 추골 간에는 추간원판이라는 젤리와 같은 물질이 항상 탄력을 유지하는데 이것이 갑작스런 운동이나 불균형된 자세 등으로 고장을 일으키기 쉽다. 이러한 추간판 탈출은 곧 허리에 있는 요신경을 압박하게 되고 요통을 발생시키며 나중에는 하반신 마비증세까지 나타나는 등 상태가 악화된다.

추간판 탈출증은 신체활동 중에 급작스런 허리의 움직임으로 많이 발생되며 연령층으로는 10대에서 50대에 이르기까지 상당수에 이른다.

10대의 추간판 탈출증은 아직 근육이 충분히 발달하지 못한 신체에 트레이닝의 합리성이 불충분하거나 아예 트레이닝을 무시한 경우 또는 요추부의 보호가 불충분하기 때문인 것으로 나타났다.

40대, 50대의 경우에는 자신의 신체가 노화되는 것을 언제까지나 20대 정도로 착각하고 무리한 운동이나 신체활동을 함으로써 요통을 유발시킨다. 때문에 항상 자신의 나이와 체력의 상관관계를 인지하는 것이 중요하다. 그리고 선천적으로 요추부에 약점이 있는 사람이 이것을 잊고 신체활동을 무리하게 행하면 요추분리증이 발생될 수 있으므로 주의해야 한다.

만일 추체와 추궁이 분리되기 시작한다면 머지않아 완전히 이분되고 이와같이 되면 요통은 언제까지나 계속된다.

증상으로는, 발생 초기에는 자각증상이 없다가 대부분 16~17세 이후에야 요통으로 나타나는데 진행과정은 균열형 분리에서 관절형 분리로 진행되고 추궁후부의 동요성이 나타나며 관절포 및 그 주위에 분포되어 있는 요신경이 자극될 때 통증이 유발된다.

근육성 요통이란 전술한 바와 같이 두 근육간의 근력차이가 크면 클수록 요추변위를 야기시키고 이것이 나중에 요통으로 이어지는 것이다. 다시 말하면 경직된 근육에서 이완된 근육쪽으로 요추가 밀리기 시작하고 대퇴 후면부의 근육이 약한 사람은 골반 및 요추부의 균형이 지켜지기 어려우며, 골반이 변위되는 현상은 곧바로 요추변위를 일으킨다. 여하튼 요추부의 변위는 요통과 직결되는 것을 알아야 한다.

인대 단열 역시 요추부를 변위시킨다.

각 추골간을 연결하는 인대가 피로한 상태일 때 외부로부터의 강한 충격으로 손상을 받을 수 있다. 이렇게 되면 요추간의 결합기능이 상실되고 요추변위와 함께 요통으로 진행된다. 또한 골반의 장골과 선골 사이의 관절부가 무리한 자세나 충격에 의하여 염좌가 발생될 수도 있는데 이것이 나중에 요통화 될 수 있으며, 경우에 따라서는 하지통으로 진행된다.

가벼운 경우에는 회복기에 이르러 약간의 가동성 운동을 행하면 비교적 회복이 빠르기는 하나 너무 반복하여 무리한 운동을 가하면 오히려 만성이 될 수도 있으므로 주의해야 한다. 그러나 그동안 요통을 단지 허리 부위에만 국한하여 생각한 나머지 내부 장기로 인한 요통은 소홀히 하는 경향이 있었다.

요통은 체표만 생각할 것이 아니라 내장기관도 생각해야만 이해가 가능해진다.

체표-내장반사, 내장-체표반사, 내장-내장반사 등 인체는 이 부위에서 저 부위로 반사작용을 나타내는 것을 잘 알고 있다. 여기에서 우리는 허리와 배가 극히 밀접한 관계가 있다는 것을 알아둘 필요가 있는데, 복부내의 내부장기에 질환이 생기면 복통이 생기기 마련이고 허리에 장애가 생기면 복강기능 저하현상이 초래된다. 또 이와 반대로 신장병이 있으면 만성요통을 일으키고 합병증으로 고혈압이나 부기와 함께 신체가 나른해지는 등의 증세가 나타날 수 있다. 이외에도 요통을 유발시키는 원인은 여러가지가 있으며, 어느 것이든 운동기능 저하를 가져오므로 요통이 발병되지 않도록 주의해야 한다.

2) 운동재활 및 처방론

운동부족증에 의한 요통은 말할 것도 없이 운동자체가 우선적으로 필요하며 또한 운동으로 효과가 있는 대부분 요통은 예방과 치유의 이중적 필요성이 있다. 요통을 예방하려면 무엇보다 중요한 것이 근육의 강인함과 유연성을 고려해야만 한다. 즉 허리와 복부근육의 유연성 증가 및 강화가 무엇보다 중요한 것이며, 여기에 척주가 균형을 잡고 있어야만 한다.

적절한 운동은 근육과 인대를 발달시키고, 매우 약한 구조물인 요추를 잘 지탱해 주는 역할을 할 것이다.

요통을 예방하기 위한 운동은 산보, 속보, 경보, 조깅, 수영, 줄넘기, 사이클링, 에어로빅 댄스 등 일반적인 운동을 생활화한다.

운동강도는 최대심박수의 65~85%가 적절하고 운동빈도는 1일 1회씩 1주일에 3~4일 정도 실시하는 것이 좋으며, 격일제로 운동하는 방법도 있는데 이때의 1일 적정 운동시간은 운동강도 및 형태 등에 따라 결정된다. 일반적으로 걷기는 60~90분 정도, 조깅과 런닝은 약 30분 정도가 적절하다.

운동의 효과는 8주가 지나면서 어느 정도 나타나기 시작하고, 12주가 지나면 뚜렷해진다. 따라서 12주가 경과되면 운동 강도가 증가된 새로운 프로그램을 적용하는 것이 좋다. 운동량은 점진적으로 증가시키며, 준비 및 정리운동을 필히 실시하고 또 충분한 양의 물을 섭취한다. 부인운동학적 사고방식으로 지나치게 운동을 회피하는 것은 바람직하지 못하다.

[근력검사]

하복부에 대한 근력검사는 양손을 목 뒤에 대고 슬관절을 신전시킨 후 족부를 들어 10초 동안 3cm의 높이로 올릴 수 있는지를 검사한다.

복사의 상부근육은 양손을 목 뒤에 대고 족부를 고정시켜 잡아 눕혔을 때 96° 의 위치로 앉을 수 있어야 한다.

배근의 상부근육은 엎드린 자세로 복부에 베게를 고인 자세에서 흉부를 고정시키고 양 하지를 10초 동안 들어올릴 수 있어야 한다.

요부와 슬건근의 탄력성은 선 자세에서 슬부를 신전시킨대로 전방으로 굽혀서 양손 끝이 땅에서 60cm 정도의 거리밖에 도달하지 못할 때는 탄력성에 심한 장애가 있으며 30cm일 때는 약 50%의 결함이 있다.

근력검사로 근육의 약증이나 불균형을 알아내면 운동계획을 설정하고 치료적운동을 실시한다.

근경직이 있고, 통증이 심한 급성기에는 근력검사나 운동을 행하지 아니하며, 통증이 감소된 이후에 요속 운동을 1일 2회씩 규칙적으로 하도록 한다.

심리적인 긴장이나 또는 작업량이 많은 날은 더욱 많은 시간을 운동에 할당하도록 하며, 불규칙적인 운동은 별 효과가 없다는 것을 알아야 한다.

[운동요법]

다음은 요통을 예방하고 또 요통시 이를 치유시키기 위한 운동요법이므로 참고로 한다.

- ○ 누워서 무릎을 굽혔다 펴는 굴신운동을 번갈아 10~15회 반복 한다(수축 10~15초, 이완 3~5초).
- ○ 이와 같은 무릎의 굴신운동을 하면서 양 손을 잡고 당기는 동작을 10~15회 번갈아 실시한다. 이 동작은 무릎과 머리가 가슴쪽에 당겨지게 된다.
- ○ 양 다리의 무릎을 동시에 굽혀서 가슴 쪽으로 당기는 동작을 10~15회 반복한다.
- ○ 양 발목을 발등쪽으로 동시에 굽히고 발가락을 더욱 굽혀 머리를 들고 발가락 끝을 30초 정도 바라본다. 이것을 2~3회 반복한다.
- ○ 둔부를 들어올리는 동작을 10~15회 반복 실시한다.
- ○ 양 다리를 벌리고 앉은 자세에서 허리를 좌우로 10~16회 정도 번갈아 틀어준다.
- ○ 윗몸일으키기 운동을 약 10~15회 정도를 하는데 이때 상체를 완전히 일으키지 말고 45° 정도로 한다.
- ○ 직립자세에서 쪼그려 앉았다가 일어서는 운동을 10~15회 반복 실시한다.

위와 같은 가벼운 운동요법은 이미 요통증이 있는 사람이라도 실시가 가능하며, 중요한 것은 동작의 반복횟수가 정해진 것이 아니라 요통 정도와 각 개인의 능력에 따라 수정 변경되어진다는 것이다. 이같은 가볍고도 안전한 운동요법을 적절히 실시하면 요통을 호소하는 많은 사람들에게 도움을 줄 수 있다는 것을 알고 하루에 한 번 정도씩 실천해 보자. 척추는 다른 관절과 마찬가지로 뼈와 뼈가 연결되어 있기 때문에 매우 약한 구조물이다. 이들 관절이 제 기능을 충분히 수행하기 위해서는 그 관절을 지탱하고 있는 주위의 근육 및 인대가 잘 발달되어 있어야만 한다. 근육과 인대가 발달되기 위해서는 적절한 신체활동이 이루어져야만 한다.

과거 우리 조상들은 신체활동을 해야 생계를 유지하기 때문에 비록 노동이기는 하지만 운동이 그런대로 수행되기 때문에 허리부분의 근육과 인대가 잘 발달되어 있었다. 그런데도 우리 조상들이 요통을 호소하는 주된 이유는 일을 너무 무리하게 하므로 이 부분에 이상이 생기고 골병이 들어서 나타나는 현상인 것이다. 또한 한가지 동작을 너무 심하게 반복하거나 너무 힘든 일을 하므로 허리근육에 무리가 가해져서 나타나는 것이다. 그러나 오늘날 현대인의 요통은 대부분이 우리 조상들의 요통과는 그 근본이 다르다.

신체활동을 너무 게을리 한 결과 근육과 인대가 너무 무기력하여 약간만 허리에 부담이 와도 요통이 따르게 되는 것이다. 조금 오래 앉아 있거나 서 있어도 요통을 호소하는 것을 볼 수 있다. 비만한 사람은 더욱 많은 요통을 호소하는데 그것은 비만 때문에 배가 앞으로 나오고 따라서 허리가 더욱 전만되어 이로 인하여 이후에 요통이 발병되는 것이다.

요통의 보편적인 원인은 허리주변 근육의 좌상이다.

요추의 만곡이 심한 사람이나 임신의 부담이 있는 여성의 경우에는 허리좌상의 가능성이 더욱 높다. 허리 좌상은 허리를 무리하게 사용하거나 운동부족에 의해 유발된다. 따라서 운동을 통해 허리 주변의 근육을 강화시켜 주는 것이 중요하다. 위 동작의 반복횟수는 요통 정도와 각 개개인의 능력에 따라 가감이 되어야 하며, 위의 동작을 하루에 최소한 한 번 정도 실시한다면 요통에서 해방되는데 큰 도움이 될 것이다.

10. 스트레스

1) 스트레스의 원인

스트레스란 신체적, 정신적으로 부담이 되는 모든 것을 포함하며, 개인이 불안할 때 나타내는 반응을 지칭하는 뜻으로 또 불안을 야기시키는 상황을 지칭하는 의미에서 그 용어가 사용된다.

현대인은 스트레스 속에서 생활한다 해도 과언이 아니며, 인간에게 안겨진 편안한 삶은 그에 못지않게 여러가지 마이너스(minus) 요인을 야기시켰는데 그 중 하나가 스트레스이다. 물론 개인마다 정도의 차이는 있지만 밀려드는 스트레스를 결코 피할 수는 없다. 따라서 일부 학자들은 스트레스를 암(癌)보다 무서운 "인류의 적" 또는 "만병의 근원"이라고도 말한다.

현대인들은 살아가면서 가정, 직장, 사회로부터 알게 모르게 압박을 받게 되는데 이러한 스트레스는 수명을 단축시키는 치명적인 정신적 질환이다.

현대인이 소화에 이상이 있어서 병원을 찾으면 대개 신경성 위장으로 진단을 받게 되는데 대부분 스트레스가 그 원인임을 알 수 있다. 더욱이 스트레스는 각종 성인병 즉 암, 심장병, 고혈압, 당뇨병 등의 발병률을 4~5배나 증가시킨다고 한다. 쥐를 이용한 유명한 실험이 있었는데 그 데이터에서 보면 스트레스 강약에 따라 암 발병률이 크게 달라진다는 것을 알 수 있으며, 발암물질로 인한 암의 발병률에 비해 거기에 스트레스가 가해지면 발암률이 5배까지 높아진다고 한다. 또한 스트레스는 혈액순환을 방해한다.

혈액순환이 방해받는 이유는 크게 두 가지가 있으며, 그 중 하나가 스트레스이고 스트레스를 받아 독성 호르몬이 분비되면 혈관이 수축되어 혈액의 흐름을 막는다.

스트레스가 내분비 계통에 이상을 나타낸다는 사실은 현대의학에서 여러 가지 실험결과 확인되고 있으며 이같은 현상은 곧바로 신체에 이상 현상을 일으키는 원인이 된다. 내분비선은 신체 여러 곳에 분포되어 있으며 이들의 분비물은 배설관이 따로 없이 혈관속의 혈액에 의해서 운반되는 데 이러한 내분비선으로부터 분비되는 물질을 호르몬(hormone)이라 하고 호르몬에 반응하는 신체의 특정 장기를 표적장기(target organ)라고 한다. 일단 스트레스를 받게 되면 뇌하수체 전엽에서 부신피질 자극 호르몬이 분비되고 이어 부신피질에서 부신피질 호르몬이 분비된다. 또 혈압조절이나 심박, 혈액박출량, 혈당치 등에 영향을 주는 카타콜라민이라는 호르몬의 분비량이 늘고 다른 호르몬에도 이상이 생긴다. 이같은 호르몬의 분비이상은 곧바로 신체에 이상현상을 일으키는 원인이 된다.

일단 스트레스를 받게 되면 체온과 혈압, 혈당치가 떨어지고 근육긴장이 감퇴되면 임파구가 감소하는 등의 신체이상이 발생한다. 짧으면 몇 분에 그치지만 강한 스트레스의 경우 하루 종일 계속되기도 하는 이런 증상은 자신이 느낄 때도 있지만 순간적으로 지나쳐 버리는 경우가 더 많다. 또 다른 원인은 콜레스테롤이나 중성지방 등에 의하여 혈관이 막히는 현상인데 넓은 의미에서 보면 혈관이 막히는 물리적 이유 역시 결국에는 스트레스에서 기인하는 경우가 많으므로 성인병 계통의 대부분 질환은 스트레스 때문이라 해도 과언이 아닐 정도이다.

혈압이 오르면 혈액순환은 더욱 나빠지는 악순환이 되풀이 되며, 이내 뇌의 건강에 적신호가 나타난다. 뇌 세포를 건강하게 유지하려면 혈액순환을 통하여 산소와 영양분을 각 세포에 효과적으로 공급해야 하는데 혈압이 높다는 것은 혈관이 수축되거나 막혀서 혈액의 흐름이 정체된다는 것을 의미한다. 또한 산소가 공급되지 않으면 혈액성분 가운데 하나인 혈소판이 파괴되고 혈소판이 깨지면 부스럼 딱지 같은 것이 생기어 이것이 혈관을 막아 상태를 더욱 악화시킨다. 한편, 인체의 내장을 지배하는 자율신경은 교감신경과 부교감 신경으로 구분되는데 이 자율신경의 조화가 잘 이루어지지 않으면 건강에 문제가 생기게 된다. 특히 스트레스 측면에서 교감신경이 너무 강하게 자극을 받게 되면 건강을 크게 해치게 된다. 교감신경은 불안, 공포, 초조, 긴장, 시기, 질투, 놀람, 분노, 불만, 미워하는 마음이 있을 때 강력히 자극되어 건강이 나빠지는 것이다. 따라서 화를 자주 내거나 스트레스를 많이 받으면 그로 인해 질병에 걸릴 위험이 많아지고 노화가 촉진되어 그만큼 빨리 사망에 이르게 된다.

인체의 방어능력으로 스트레스가 사라지기는 하지만 그 능력에도 한계가 있어 반복적으로 작용하다 보면 그 기능을 상실하게 되고 질병으로 나타난다. 이같이 현대인은 복잡한 인간관계와 과중한 업무 등 외부의 자극을 수시로 받아 정신적 긴장상태를 강요당하고 결국은 심신의 기능이 저하되는 것이다.

스트레스는 주로 정신노동에 종사하는 사람들이 업무로 인한 긴장상태를 제때 이완시키지 못함으로써 발생하며, 정신근로자 중 중간관리자 층이 가장 심각한 스트레스 속에 살고 있다. 일상 업무에서 겪는 일을 참고 또 참다보면 스트레스는 쌓이게 마련이고 인체의 방어능력도 없어져 명랑하던 성격이 변하는가 하면 폭음 속에 폐인이 되는 경우도 있다. 또한 스트레스를 받게 되면 개인마다 차이는 있지만 대개 식은 땀이 나고 얼굴이 붉어지며 가슴이 두근거린다. 또 소름이 끼치기도 하고 피부가 가렵고 가벼운 두통이 생기기도 한다. 이런 단계를 지나면 소화불량, 식욕부진, 피로감을 느끼게 되고 구토증세에 뼈마디가 쑤시며 근육이 당기는 듯한 증세도 보인다. 더욱이 스트레스가 누적되면 체내의 칼슘이 빠져나와 뼈와 그 주변의 세포를 노화시킨다는 것이다. 결국에는 신경성 위궤양, 궤양성 대장염, 식욕부진, 어깨결림, 과다한 흡연, 성교불능, 손톱깨물기, 월경장애, 불면증, 원형탈모증, 임신장애 등이 된다. 여기에 비하여 아름다운 마음, 즐거운 마음, 편안한 마음, 덕스러운 마음, 가진 것을 남에게 주고 싶은 마음을 갖게 되면 부교감 신경이 작용하여 심장이 천천히 원활히 뛰고 심장기능이 좋아지는 것이다. 화가 난 사람에게 안심(安心)하라고 하는 것은 바로 "심장을 편안히 하라"는 뜻으로 보아야 할 것이다.

늘 긍정적인 사고로 사물을 바라보면 뇌 안에서는 뇌세포를 활성화 시키고 육체를 유익하게 만드는 호르몬이 분비된다. 따라서 인생을 즐겁고 건강하게 살기를 원한다면, 암세포를 파괴하고 인간의 마음을 즐겁게 하는 생활을 전개할 수 있는 좋은 호르몬이 뇌 안에서 많이 분비되도록 해야 한다.

항상 매사에 기뻐하고 긍정적인 사고방식을 가지고 생활하면 암과 같은 불치의 병을 비롯해서 여러가지 성인병에도 큰 효과가 있다. 어차피 거의 모든 성인병은 스트레스와 관련된다. 때문에 항상 매사에 부정적인 발상을 제거하고 긍정적인 생활환경을 추구해 나가는 것이 신체적, 정신적 건강과 직결되는 것이다.

2) 내분비계통

* 강분석(역), 남성호르몬 건강법. 임춘한 등, 해부생리학 참고

(1) 내분비샘의 기본기능

○ 분비샘

외분비샘 : 분비관을 통해 분비

내분비샘 : 직접 혈액으로 분비

○ 분비물질 : 호르몬

○ 표적기관

호르몬에 반응하는 기관

○ 기능

대사, 성장, 생식 및 기관 사이의 작용조절

(2) 내분비샘

○ 시상하부 : 시상 아래
○ 뇌하수체 : 시상하부 아래
○ 송과체 : 시상 뒤
○ 갑상샘 : 기관 바로 앞
○ 부갑상샘 : 갑상샘 뒷면
○ 부신피질 : 신장 위끝 표면
○ 부신수질 : 신장 위끝 내면
○ 췌장 : 위장 뒤 뒷복면
○ 고환 : 음낭 속
○ 난소 : 골반내 자궁 양측

(3) 호르몬과 건강

○ 여성은 나이가 들면 성호르몬이 급격히 감소하면서 폐경이 나타나 노화를 확실히 느낄 수 있는 반면 남성의 경우에는 여러가지 호르몬이 지속적으로 감소하여 나이가 들어도 수태능력이 없어지지 않는다.
○ 남성의 노화과정에는 테스토스테론, DHEA, 성장호르몬, 멜라토닌 등의 호르몬이 지속적으로 감소된다.
○ 또한 성호르몬 결합 글로불린이 늘어나 생물학적으로 활동할 수 있는 남성호르몬을 또다시 떨어뜨린다.
○ 남성의 경우에는 테스토스테론을 계속 합성분비하기 때문에 이러한 의미에서 남성 갱년기는 없다고 할 수 있지만 의학계, 과학계에서는 대부분 남성들의 경우 50세 정도가 되면 성호르몬 및 부신피질호르몬이 감소되고 성장호르몬의 생성이 감소되어 남성호르몬 결핍현상이 나타난다는 이론을 지지한다.
○ 남성의 경우 30세 이후가 되면 호르몬 생산량이 계속 줄어든다. 오묘하고 복잡한 호르몬 체계의 균형이 깨지면 유기체의 기관내에서 정보전달이 제대로 이루어지지 않게 된다. 호르몬 이 균형을 잃으면 노화가 시작되는데 수면장애, 건조한 피부, 늘어가는 주름살, 우울증, 성욕감퇴, 지방과다, 당뇨, 심혈관계질환 암 등이 발생할 수 있다. 노화의 원인이 되는 것은 반드시 특정 호르몬이 부족해

서가 아니라 호르몬의 정보전달이 제대로 이루어지지 않아 기관이 제대로 작동하지 못하게 되기 때문이다.

(4) 주요 호르몬의 기능

■ 성장호르몬

- ○ 성장호르몬은 뇌하수체에서 만들어져 곧바로 혈액으로 분비된다.
- ○ 수면 중에 가장 많이 분비된다.
- ○ 심근경색의 위험도를 줄이고 심근경색 후 세포가 죽는 것을 막아준다.
- ○ 면역력 증가.
- ○ 근육형성과 지방을 분해한다.(체지방 감소. 팽팽하고 단단한 근육)
- ○ 주름살 형성 감소.
- ○ 기억력 개선.
- ○ 에너지 레벨 개선.
- ○ 혈압 강하.
- ○ 강한 뼈.
- ○ 상처회복 촉진.
- ○ 피부가 두터워짐.
- ○ HDL(고밀도 리포단백질;High Density Lipoprotein) 콜레스테롤 증가 및 LDL(저밀도 리포단백질;Low Density Lipoprotein) 콜레스테롤 감소.
- ○ 만족스러운 성생활.
- ○ 쾌적한 수면.
- ○ 만성질환 발병감소.
- ○ 부족하면 왜소증 넘치면 거인증.(경우에 따라 부종)

■ 갑상선호르몬

- ○ 시상하부가 자극을 받아 갑상선자극호르몬 방출호르몬을 분비하면 이 호르몬이 뇌하수체의 수용체와 결합하여 갑상선자극호르몬을 혈액 속으로 방출하는데 이

것이 갑상선에서 수용체와 결합한다.

- 체온과 온기.
- 기관의 성장과 발달.
- 신진대사.
- 신생아의 뇌 성숙.
- 갑상선호르몬이 결핍되면 몸에서 에너지가 적게 생산되고 모든 대사가 천천히 진행된다. 대부분의 경우 집중력이 떨어지고 피로감을 느끼며, 추위를 잘 타게 된다.

■ DHEA

- DHEA는 디하이드로에피안드로스테론(dehydroepiandrostrone)의 약자.
- DHEA는 코티졸과 같이 뇌하수체호르몬인 부신피질자극호르몬에 의해 분비되고 조절되며, 주로 부신피질에서 생성된다.
- DHEA의 함유율은 뇌의 크기에 비례한다.
- DHEA의 중요한 특질 중 하나는 스트레스 호르몬인 코티졸의 생성을 억제하는 것이다.
- DHEA는 스트레스에 능동적으로 대항하며, 노화를 억제하는 작용을 한다.
- 코티졸은 뼈, 근육, 피부조직을 파괴하는 작용을 하는데 DHEA가 이것을 억제한다.
- 남성에게서 DHEA가 너무 적게 생산되면 상대적으로 코티졸의 부정적인 기능이 강해진다.
- DHEA는 남성의 경우에 에너지와 활력을 높이고 신경계에도 영향을 주어 이해력, 기억력, 사고능력 등정신적 기능을 강화시킨다.
- 남성의 경우 DHEA 레벨이 정상적이거나 높을 때에는 심혈관계 질병에 걸릴 위험도가 낮아지며(여성은 그렇지 않다), DHEA 레벨이 낮은 사람들과 비교하면 치사율 또한 낮아진다. DHEA는 지방조직의 파괴를 도와 과체중을 방지하는 역할을 한다.
- DHEA는 남성의 면역체계를 도와준다. DHEA는 조직에서 여성의 경우에는 테스토스테론으로 전환되고 남성의 경우에는 이와 반대로 에스트로겐으로 전환된다.

■ **테스토스테론(남성호르몬)**

○ 테스토스테론의 조절중추는 뇌에 있으며, 대뇌피질이 생산을 자극하고 고환에 있는 5억 개의 라이디히 세포에서 매일 약 7mg이 생성된다.

○ 2차 성징, 체모, 수염, 성기, 선, 정낭선, 후두의 형성과 성장.

○ 근육형성과 지방 분해.

○ 성욕과 성기능을 증진시킨다..

○ 공간적 사고에 관여, 여성의 경우 테스토스테론이 부족하면 자동차를 주차하기가 어렵다.

○ 활동성과 성취력을 증진시키지만, 공격성 또한 높인다.

○ 테스토스테론의 약 10% 정도는 디하이드로테스토스테론으로 전환되는데 이것은 전립선, 정낭선이나 피부 등의 기관에 실제로 작용하여 대머리가 되게 하기도 하고 남성적인 목소리를 내게 하기도 하는 물질인데 테스토스테론보다 10배나 강력한 효과가 있으며, 반면에 세포에 해로운 작용도 줄 수 있다.

○ 남성은 여성보다 약 25~50배 정도의 테스토스테론을 생산한다.

○ 테스토스테론은 아로마타제라는 효소에 의해 에스트로겐으로 전환된다.

○ 테스토스테론 레벨을 높이려면 지방을 분해하는 것이 좋은데 그 이유는 지방조직에 테스토스테론에서 에스트로겐을 합성하는 아로마타제가 상당량 있기 때문이다.

○ 호박씨 기름이나 그 추출물 같은 식물성 물질이 아로마타제를 활성화한다.

○ 지방조직이 많을수록 남성, 여성 모두 테스토스테론에서 에스트로겐의 합성이 더 많이 이루어진다.

○ 테스토스테론 생산에 가장 위험한 것은 스트레스이다. 스트레스는 코티졸을 분비하는데, 테스토스테론은 조직을 합성하는 반면 코티졸은 조직을 분해한다.

○ 생식선의 자극을 통하여 테스토스테론의 생산이 증가 되므로 성욕을 자주 느끼거나 성관계를 많이 가지면 그 수치가 높아진다.

■ **에스트로겐(여성호르몬)**

○ 에스트로겐의 생산을 조절하는 것은 뇌하수체이고 분비조직은 난소이다.

○ 여성은 남성보다 2~3배 많은 에스트로겐을 생산한다.

- 에스트로겐은 남성의 수태능력에 절대적으로 필요하다.
- 에스트로겐은 정자 세포의 활동성에 결정적인 역할을 한다. 에스트로겐이 적으면 적을수록 정충의 움직임이 적어진다.
- 에스트로겐 함유율이 정상이면 심혈관계의 장애위험이 감소 된다.
- 에스트로겐은 뼈의 형성을 촉진하기 때문에 남성의 관절형성에 필요하며, 골다공증 예방에 필요하다.
- 에스트로겐은 여성에게 있어서 심장보호 작용을 한다.
- 여왕벌이 먹는 로얄젤리에는 에스트로겐 작용을 하는 물질인 이소플라본이 들어있다.
- 60대 여성보다는 30대 남성이 더 많은 에스트로겐을 가지고 있다.

〈주요 호르몬의 분비조직 및 기능〉

호르몬명	분비조직	주요 기능
갑상선자극호르몬(TSH)	뇌하수체전엽	갑상선 호르몬 합성 및 유리 촉진
부신피질자극호르몬(ACTH)	뇌하수체전엽	코티졸과 스테로이드호르몬 분비 자극
유즙분비자극호르몬(PRL)	뇌하수체전엽	유선을 자극하여 유즙생성 및 분비 자극
난포자극호르몬(FSH)	뇌하수체전엽	난소와 난포 성장을 촉진
황체형성호르몬(LH)	뇌하수체전엽	배란 촉진, 에스트로겐(여성), 테스토스테론(남성) 분비촉진
멜라닌세포자극호르몬(MSH)	뇌하수체중엽	멜라닌 색소세포 자극(피부색에 영향)
옥시토신(OT)	뇌하수체후엽	강한 자궁수축 유즙 분비
항이뇨호르몬(ADH)	뇌하수체후엽	요로부터 수분 재흡수
부갑상선호르몬(PTH)	부갑상선	칼슘과 인의 대사에 관여
알도스테론	부신피질	혈압과 Na^+(재흡수 촉진) $-K^+$의 균형 조절
코티졸	부신피질	혈당치 상승, 항염증 작용
에피네프린	부신수질	혈당상승, 심박수 및 심박출량 증가
노르에피네프린	부신수질	혈관 수축
인슐린	췌장	포도당 촉진과 확산, 혈당 하강
프로게스테론	난소	자궁내막과 유선분비 활동 자극

〈주요 호르몬의 기능저하 및 과다분비로 인한 영향〉

호르몬명	분비조직	주요 기능
갑상선자극호르몬(TSH)	갑상선 기능 저하	갑상선 기능 항진
부신피질자극호르몬(ACTH)	저혈압, 스트레스에 민감해짐	쿠싱 증후군
유즙분비자극호르몬(PRL)	유즙분비 부족	임신과 관계없이 유즙 분비, 무월경
난포자극호르몬(FSH)	불임, 성(性) 위축	사춘기 조기 발현
황체형성호르몬(LH)	불임	불임
멜라닌세포자극호르몬(MSH)	불분명	피부에 과잉색소 침착
옥시토신(OT)	미약한 자궁수축	불분명
항이뇨호르몬(ADH)	요붕증	수분재흡수 과다로
부갑상선호르몬(PTH)	혈중 Ca^{++}농도 저하 (근강축 증상)	혈중 Ca^{++}농도 증가 (골, 연골조직에 칼슘 침착)
알도스테론	저혈압	고혈압
코티졸	저혈압	고혈압
에피네프린		고혈압
노르에피네프린		고혈압
인슐린	당뇨(저혈당증)	고혈당
프로게스테론	불임	불임

2) 운동재활 및 처방론

스트레스는 심신의 건강 뿐 아니라 직업의 안정성도 위협하는 존재이기 때문에 인지적이고 행동적 접근방법을 모색하여 이를 해소해야만 한다.

스트레스를 해소시키는 방법이 모든 사람들에게 일률적이지는 못하지만 행동적인 접근방법은 개인상담이나 집단상담 등을 통해 스트레스에 대한 이해와 태도를 개선시키고, 알콜, 카페인, 니코틴의 섭취를 줄인다든지 휴식, 긴장완화 그리고 운동을 도입하는 것이다. 수많은 연구결과가 권유하는 스트레스 해소법을 종합해 보면 여가

활동, 기분전환, 휴식, 운동요법 등으로 요약된다. 또 비타민 B · C · E, 칼슘, 마그네슘, 아연 등 미네랄 제재를 복용하는 방법도 스트레스 증후군을 예방하는데 도움이 될 수 있다.

과음과식을 피하고 휴일을 이용해 가족들과 가벼운 여행이나 드라이브를 떠나거나, 가정이나 직장에서 불가능한 일에 조바심을 내며 얽매이는 것보다 상황판단을 통해 포기할 것은 일찍 단념하는 생활자세도 필요하다.

스트레스 해소를 위한 운동의 효과는 먼저 일상생활에서 벗어나 새로운 환경에서 신체활동을 한다는데 있다. 즉, 신체활동을 통해 에너지를 발산시킴으로써 인간의 기본적 욕구인 활동욕구를 채울 수 있으며, 심신의 정화도 경험할 수 있을 것이다. 스트레스 해소에 좋은 운동은 걷기, 조깅, 수영, 줄넘기, 사이클링, 에어로빅 댄스, 등산 등과 정신적인 면의 해소운동인 여행, 드라이브, 레크리이션 등이 바람직하다. 운동강도는 대개 최대심박수의 65~85%가 적절하며 운동빈도는 1일 1회식 1주일에 2~4일 정도가 좋다. 1주일에 3일씩 격일제로 운동을 수행할 때 1일 적정 운동시간은 운동강도 및 형태 등에 따라 결정되는데 예를 들면, 걷기는 90~120분 정도, 조깅과 런닝은 약 30분 정도가 적절하다. 그리고 운동량은 점진적으로 증가시켜 나간다.

운동의 효과는 8주가 지나면 어느 정도 나타나기 시작하고, 12주가 지나면 뚜렷해진다. 따라서 12주가 경과되면 운동강도가 증가된 새로운 프로그램을 적용하는 것이 좋다. 부인운동학적 사고방식으로 운동을 회피하는 것은 바람직하지 못하다.

11. 만성관절염

1) 만성관절염의 원인

흔한 만성관절염에는 퇴행성 관절염과 류마치스성 관절염이 있다.

류마치스성 관절염이란 뼈 마디가 쑤시고 아프며 발열이 나고 붓기도 하는 증상을 보이는 류마치스증의 하나이다. 이 증상은 손가락 마디에서부터 시작하여 차츰 큰 관절로 진행되는데 쑤시고 통증이 있을 뿐만 아니라 심할 경우에는 관절이 굳어지는 결절(結節)현상이 나타날 수도 있다. 또한 계절이 바뀔 무렵이나 기압이 낮을 때에는 그 고통은 더욱 심해지며, 원기와 식욕을 잃게 되고 심장에도 이상이 오게 된다. 여기에다 근육도 약화되어 각 관절도 제 기능을 다하지 못하게 되는데 류마치스성 관절염은 만성이 될수록 회복은 더욱 어렵게 된다.

30대에서 50대 사이에 많이 발병하며, 남성보다도 여성에게 많이 나타나는데 정신적으로도 무력해질 수 있으므로 운동요법을 통하여 증상을 개선시켜야만 한다.

2) 운동재활 및 처방론

관절염 환자는 관절통 때문에 검사상 충분한 운동을 하기가 어려워 운동검사가 별 도움이 되지 못하는 경우가 많다. 따라서 관절염 환자의 운동은 충격이 적고 부하를 적게 받는 운동이 바람직하다. 그리고 운동강도나 시간은 환자의 상태에 따라 유연하게 대처해야 한다. 이런 측면에 있어서 수영이 가장 좋은 운동이라 할 수 있으며, 이밖에 고정식 자전거나 노젓기 운동도 좋은 운동이 된다. 즉 관절부위에 충격이 적은 안전성을 고려하는 것이 우선적이 되며, 반복적인 근수축 운동으로 근력을 강화시키며, 동시에 스트레칭 운동으로 근육을 신장시켜 관절의 유연성을 향상시키는 것이 중요하다. 때문에 뛰기와 같은 충격이 큰 운동이나 축구, 테니스 등과 같은 순간적이고 갑작스런 동작변화를 요구하는 운동은 피하도록 한다. 특히 류마치스성 관절염의 급성기나 관절통이 있는 경우에는 운동을 삼가하여야 하는데 진통소염제를 복용하는 경우에는 통증감각이 둔화되기 때문에 이점을 주의하여야 한다.

12. 골다공증

1) 골다공증의 원인

골다공증은 칼슘의 항상성 변화로 유발되는 골(骨)대사 질환이다.

인체의 건강은 외부환경의 변화에 능동적으로 대응하는 적응능력에 의하여 유지된다. 즉, 외부환경이 변하더라도 내부환경은 일정한 상태로 최적의 조건을 유지하려는 항상성과 외부의 환경변화에 따라 신체의 모든 내부환경을 생존에 적합한 상태로 대처해간다는 것이다. 그런데 인체가 식생활을 통한 칼슘의 흡수와 소변을 통한 칼슘의 배출 사이에서 칼슘의 항상성이 깨지게 되면 부족한 칼슘을 보충하기 위해 뼈 속에 저장된 칼슘을 끌어다 쓰게 되는 것이다. 이렇게 되면 뼈 속의 칼슘이 빠져나가게 되어 이로 인해 골밀도가 낮아지고 뼈 조직이 단단함을 잃게 되는 골다공증이 된다. 즉, 골다공증은 뼈의 단위 용적당 내의 뼈의 질량이 감소되는 질병이라 하겠으며, 주로 폐경기 이후의 여성이나 나이가 든 노인들에게서 발생된다. 이것은 뼈도 나이가 들어감에 따라 골량(bone mass)이 감소되기 때문이다.

뼈의 소실은 35세 이후에 시작되는데 폐경이 되면 매년 뼈의 손실이 2~5% 정도씩 일어나며 골절의 가능성은 더욱 높아진다. 그리고 골다공증의 원인은 칼슘섭취 부족 이외에도 여성 호르몬 부족, 운동부족 등이 관련되는 것으로 알려져 있다.

여성은 폐경 후에 여성호르몬인 에스트로겐이 소실되어 골량이 감소되면 뼈가 약화되어 가벼운 충격에도 쉽게 골절이 발생될 수 있다. 움직이기 싫다고 하여 신체활동을 전혀 하지 않는 것은 골 손실을 빠르게 하는 원인이 되어 그만큼 칼슘을 빨리 잃게 되는 결과를 초래하고 급기야는 골다공증으로 이어지게 된다. 골다공증 환자가 전혀 운동을 하지 않는다면 골밀도는 아주 빠른 속도로 감소되고 칼슘의 많은 양이 소변으로 배출된다. 골다공증의 초기에는 별다른 증상을 보이지 않는 것이 특징으로 골밀도가 지속적으로 감소될 때에도 아무런 증상을 느끼지 못한다. 이렇게 그 자체만으로 통증이 나타나거나 당장 다른 이상이 생기는 것은 아니지만 나중에는 등쪽과 복부에 통증이 유발될 수 있다. 그러나 골량의 손실이 심각해지고 뼈가 약해짐에 따라 골절 가능성도 높아지고 어떤 경우에는 아주 경미한 충격에도 골절상해를 입을 수 있는데 골절 중에서도 심각한 상해는 척추골절이다.

골다공증의 위험인자는 골량과 강도에 영향을 미치며 특히 척추 골밀도의 차이는 척추골절에 직접 관련된다. 또한 골절상해를 거의 볼 수 없는 골반골도 골다공증으로 인한 골절상해를 간과할 수 없는 상황이고 보면 골다공증이 얼마나 심각한 골 장애인가를 잘 알 수 있다.

[골다공증의 위험인자]

- ○ 백인, 아시아인.
- ○ 신장에 비한 평균 체중미달.
- ○ 골다공증의 가족력.
- ○ 칼슘, 비타민D의 섭취가 부족한 사람.
- ○ 카페인, 알콜, 흡연.
- ○ 당뇨, 갑상선 항진증.
- ○ 조기폐경.
- ○ 운동부족.

2) 운동재활 및 처방론

골다공증은 예방 및 회복이 가능하다.

충분한 칼슘섭취와 규칙적인 운동은 골다공증 예방에 절대 필요하다. 뼈를 정적인 기관으로 생각하기 쉬운데 이와는 달리 항상 재성형되는 활동적 조직으로 매년 30%의 골격이 대치되고 칼슘의 99%가 저장되어 있다. 그리고 성인에 있어서 골의 구조와 기능은 골격이 받는 운동부하 정도에 따라 달라진다.

골은 사용하는데 따라 적응하므로 부하를 많이 받으면 골을 더 생성하여 골량을 증가시켜 용적이나 부피가 커지고 부하가 줄어들면 골용적도 감소된다. 이렇게 볼 때 골다공증은 운동을 통한 기계적 힘으로 새로운 골을 형성할 때 골형성 세포에 영향을 주어 골밀도를 유지·증진시키는 것이 매우 중요하게 된다. 또한 여성이 남성보다 관심을 가져야 하는 이유는 골밀도가 10~25% 낮다는 사실이며, 이로 인해 척추골절의 위험성은 8배나 증가하게 된다. 그렇다고 무턱대고 무리한 운동을 하는 것은 오히려 더욱 위험할 수 있다.

운동을 예방적인 측면과 회복적 측면으로 구분해야 하는데 이것은 골밀도가 낮은 사람이 무리한 운동을 하면 오히려 골절 가능성을 높이기 때문이다. 따라서 골다공증을 예방하기 위한 운동과 일단 골다공증으로 진단된 환자에 대한 운동은 구별되어야만 하는 것이다. 골다공증을 예방하기 위한 운동은 심폐지구력을 기르는 운동과 저항성 운동을 병행하는 것이 좋다.

운동강도는 최대심박수의 60~70% 정도를 유지하는 것이 심폐지구력, 유연성, 근력, 근지구력을 향상시킬 수 있다. 운동빈도는 1일 1회(30~60분 정도)씩 1주일에 5~6일 정도가 좋으며, 유산소성 운동이 되면서 골에 충분한 부하가 가해지도록 한다. 운동량은 점진적으로 증가시키며, 준비 및 정리운동을 필히 실시하고 또 충분한 양의 물을 섭취한다. 또한 이때 스트레칭 운동을 병행하면 유연성도 좋아지고 비만에도 좋은 영향을 주어 신체균형을 잡아주게 된다.

이러한 운동은 뼈에 대하여 다음과 같은 효과를 제공할 것이다.

- ○ 골밀도를 높여준다.
- ○ 노화로 인한 골손실을 최소화 한다.
- ○ 관절의 운동성을 유지시킨다.

또 규칙적인 운동과 함께 기본적으로 지켜야 할 사항은 다음과 같다.

- ○ 균형있는 영양섭취와 함께 칼슘을 충분히 섭취한다.
- ○ 태양광선으로 충분히 비타민D를 생성시킨다.
- ○ 골밀도를 감소시키는 약물의 사용을 피한다.
- ○ 과도한 알콜 섭취는 피한다.
- ○ 금연한다.

그리고 이미 골다공증이 생긴 경우에는 운동이 골다공증에 좋다고 하여 절대로 임의적인 운동은 하지 않도록 한다.

운동이 만병통치는 아니며, 특히 이미 골다공증이 생긴 폐경 이후의 여성은 함부로 운동을 실시하였을 때에 골절상해가 발생될 수도 있다. 그러므로 일단 골다공증으로 진단된 경우에는 운동을 시작할 때 반드시 전문의, 운동처방사의 처방 및 지도에 따른 운동 프로그램이 필요하며 동시에 칼슘섭취와 비타민D가 충분히 공급되어야 운동효과가 보장된다는 것을 알아두자.

참고문헌

강분석(역), 남성호르몬 건강법, 서울 : 학원사, 2001.

김재구 외 1인, 운동처방 총론 : 대경북스, 2009.

김종훈, 인체구조학, 서울 : 교학연구사, 1988.

김정진, 생리학, 서울 : 고문사, 1986.

김정혜 외 5인, 노인건강 이론과 실제, 서울 : 도서출판 정담, 2001.

대한운동치료학회, 운동처방 : 영문출판사, 2001.

박충선 외 2인, 인간·건강과 성, 서울 : 정담미디어, 2003.

백상호, 기초인체해부학, 대한간호협회, 1971.

서영환 외 1인, 운동처방과 질환별 운동치료 프로그램 : 대경북스, 2014.

이병희, 생리학, 서울 : 신광출판사, 1993.

임춘한 외 7인, 해부생리학, 서울 : 정담미디어, 2003.

장현갑(역), 생리심리학, 서울 : 교육과학사, 1995.

조성봉 외 3인, 운동처방과 요법, 서울 : 재동문화사, 1994.

조성연 외 8인, 운동재활 총론 : 대경북스, 2016.

전엄봉 외 3인, 운동생리학, 서울 : 도서출판 홍경, 1997.

최대혁 외 9인(역), 운동생리학, 서울 : 도서출판 라이프사이언스, 2003.

황수관, 신바람 건강법, 서울 : (주) 서울문화사, 1997.

한국스포츠과학원, 운동처방지침, 서울 : 보경문화사, 1990

한국체육과학원, 사회(생활)체육, 연수교재(2급), 서울 : 신진상사, 1991.

池上晴夫, 運動處方−理論と實際−, 東京 : 朝倉書店, 1992.

池上晴夫, 健康アンケート, 國民體力特別硏究 プロジェクト報告(第1報). 22, 筑波大學 國民體力特別 プロジェクトチーム, 1976

池上晴夫, 大動脈脈波速度に及ぼす運動の影響に關する硏究(第1報および第2報). 35回. 36回 日本體力醫學學會總會において發表, 1980, 1981.

猪飼道夫他, 心拍出量 からみた全身特久性, 體育の科學 17:344, 1967.

伊藤巖, 心拍出量. 生理學大系Ⅲ卷 循環の生理學(松田幸次郎編). 347, 醫學書院, 1975.

淺見俊雄, Perceiver exertionの生理學的研究體育の科學, 26:128, 1976.

American College of sports medicine(1975)Guidelines for Testing and Exercise prescription, philadelphia. Lea and Febiger.

O'shea, J.P : Scientific Principles and Methoods of Strength Fitness, (Massachusetts : Addison-Wesley Co., 1976.

저자 소개

■ 한동성
현) 송곡대학교 교수

■ 강이용
현) 백석대학교 외래교수

운동처방과 운동재활

1판 1쇄 발행 2021년 7월 30일

저자 한동성·강이용

발행인 한은택
발행처 학이당
주소 서울특별시 송파구 송이로 12길 17 우편번호 05678
전화 02) 424-9035 **팩스** 02) 424-9036
e-mail book7h@hanmail.net

ISBN 978-84-8420-230-6(93690)

정가 18,000원